AF467619

A conserver.

2770-9780

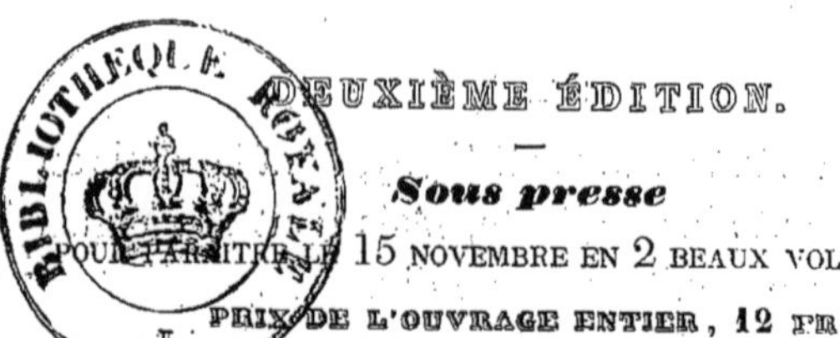
BIBLIOTHÈQUE ROYALE

DEUXIÈME ÉDITION.

Sous presse

POUR PARAÎTRE LE 15 NOVEMBRE EN 2 BEAUX VOLUMES IN-8° :

PRIX DE L'OUVRAGE ENTIER, 12 FR.

NÉMÉSIS MÉDICALE

ET

ORFILAÏDE

ILLUSTRÉES;

PAR LE DOCTEUR FABRE,

(PHOCÉEN),

AVEC UNE PRÉFACE DE M. THÉODORE POUPIN,

REVUES ET CORRIGÉES AVEC SOIN PAR L'AUTEUR;

CONTENANT

au moins 30 vignettes dessinées et gravées par les meilleurs artistes.

> Vingt fois sur le métier remettez votre ouvrage.
>
> BOILEAU, *Art poét.*

Le succès qu'a obtenu la première édition de la NÉMÉSIS MÉDICALE, dont plusieurs satires qui étaient épuisées ont dû être réimprimées et ont eu même les honneurs d'un troisième tirage, dispense de tout éloge pour cette nouvelle édition. Les journaux se sont accordés pour placer cet ouvrage à un rang peu

Ye. 2779 - 2780.

éloigné de la NÉMÉSIS de Barthélemy, dont la poésie est nécessairement plus brillante, mais dont l'exécution offrait sans contredit moins de difficulté.

Publier vingt-quatre poèmes sur des sujets spéciaux et ingrats de science, est un tour de force inconnu jusqu'à ce jour et dont aucun poëte n'avait donné l'exemple.

Les médecins et les gens du monde ont lu avec intérêt la NÉMÉSIS MÉDICALE, en ont suivi pas à pas les développements; et l'on ne saurait douter qu'une deuxième édition, revue et corrigée avec soin par l'auteur, et accompagnée d'un grand nombre de vignettes piquantes dessinées et gravées par nos meilleurs artistes, n'obtienne un succès plus étendu encore. Que les médecins ne se figurent pas trouver dans la NÉMÉSIS MÉDICALE un ouvrage superficiel et sans intérêt positif. La plupart des sujets choisis par le Phocéen sont graves, scientifiques, instructifs; les doctrines médicales, les points de pratique, les auteurs et les ouvrages modernes, y sont appréciés, étudiés, critiqués, toujours avec décence, mais avec énergie, franchise et bonne foi. Ainsi, veut-on juger la doctrine d'Hahnemann? cette doctrine est exposée et appréciée dans la satire sur l'homœopathie; les satires 19 et 20 font ressortir les niaiseries nouvelles du magnétisme et les écarts aventureux de la phrénologie. Les institutions médicales anciennes et modernes, françaises et étrangères, sont discutées dans les satires intitulées : l'ÉCOLE; — le RÉVEIL; —

l'Académie ; — le Concours ; — les Examens a l'École ; — la Patente et le Droit d'exercice ; — les Sages-Femmes ; — les Hôpitaux et les Cliniques ; — la Responsabilité médicale ; — les Lazarets et les Quarantaines. Les titres des autres satires en font connaître les sujets dont aucun n'est dénué d'intérêt.

La Némésis médicale illustrée sera suivie de l'Orfilaïde, poëme en trois chants, du même auteur, dont deux éditions ont été enlevées en quelques jours. L'Orfilaïde sert de complément à la Némésis médicale, et éclaircira certains passages des satires où quelques lecteurs des départements pourraient désirer des explications.

Voici les titres des 24 satires :

1re Introduction.
2e L'École.
3e L'Académie.
4e Souvenirs du Choléra.
5e M. Orfila.
6e Le Concours.
7e Les Examens à l'École.
8e La Patente et le Droit d'exercice.
9e Les Obsèques de Dupuytren.
10e L'Homœopathie.
11e Les Professeurs et les Praticiens.
12e Les Étudians en médecine.
13e Réveil.— L'École.
14e Les Charlatans.
15e Les Spécialités.
16e Les Sages-Femmes.
17e Les Hôpitaux et les Cliniques.
18e La Responsabilité médicale.
19e Le Magnétisme animal.
20e La Phrénologie.
21e Les Pharmaciens.
22e Le Conseil royal de l'instruction publique.— L'Institut.
23e Les Lazarets et les Quarantaines.
24e Mes Adieux : Conclusion.

La NÉMÉSIS MÉDICALE ILLUSTRÉE paraîtra en 40 ou 45 livraisons, à partir du 15 novembre prochain. Il paraîtra une livraison tous les cinq jours très-régulièrement.

Prix de la livraison :	à Paris,	30 cent.
	Départements,	35.
Les deux volumes,	Paris,	12 fr.
	Départements,	14.

On souscrit à Paris, rue du Petit-Lion-St-Sulpice, n° 8.

PARIS, IMPRIMERIE DE BÉTHUNE ET PLON.

NÉMÉSIS MÉDICALE

ILLUSTRÉE.

—

TOME I.

IMPRIMÉ PAR BÉTHUNE ET PLON, A PARIS.

NÉMÉSIS MÉDICALE ILLUSTRÉE,

Recueil de Satires

PAR FRANÇOIS FABRE,

PHOCÉEN ET DOCTEUR.

REVUE ET CORRIGÉE AVEC SOIN PAR L'AUTEUR;

CONTENANT

TRENTE VIGNETTES DESSINÉES PAR M. DAUMIER,

Et gravées par les meilleurs artistes,

AVEC UN GRAND NOMBRE DE CULS-DE-LAMPE, ETC.

—◊—

TOME PREMIER.

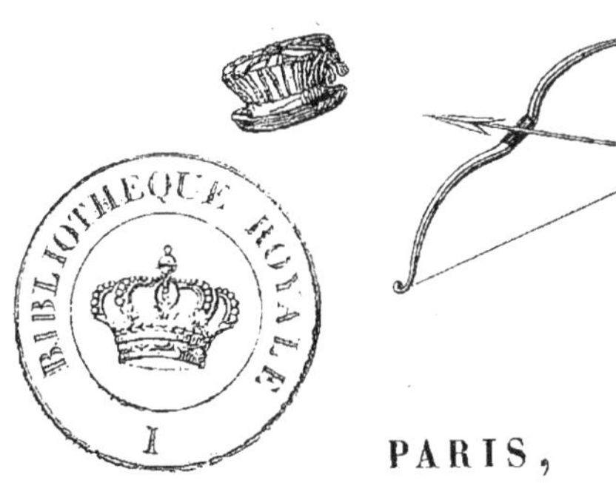
BIBLIOTHEQUE ROYALE

PARIS,

AU BUREAU DE LA NÉMÉSIS MÉDICALE,

22-24, RUE DAUPHINE.

—

M DCCC XL.

PRÉFACE,

PAR M. TH. POUPIN.

Du jour où la société fut régulièrement constituée, des esprits intelligents, des cœurs passionnés surgirent de son sein de toutes parts; la passion fit éclore en eux l'enthousiasme, et de l'enthousiasme naquit la poésie. Ossian, dans les climats glacés de l'Ourse, n'eut pas plus de maître qu'Orphée dans les champs de la Thrace, ou le bramine Bilpay sur les rives de l'Indus. Les poètes, selon leur nature, se partagèrent le domaine de la poésie. Inspirés par le sentiment de la vénération, exaltés par ce mystérieux penchant qui pousse l'âme intelligente vers la recherche de l'inconnu (instinct charmant que la phrénologie honore du nom barbare de *merveillosité*), ceux-ci chantèrent les exploits des héros et la gloire des dieux. D'autres, esprits satiriques, malicieux, frondeurs, s'attachèrent, comme le Grec Archiloque, comme Aristophane, comme Horace, Juvénal, Tacite et Perse, à la critique des personnages et des événements de leur siècle.

En France et en Italie, la poésie héroïque et la satire ont constamment marché de pair. Les premiers maîtres dans ces deux genres furent les ménestrels, les troubadours, plus tard les trouvères :

> Ils parcouraient toutes les cours
> Pour célébrer toutes les belles,

Aux rois, à la beauté fidèles,
Amants, poètes et guerriers,
Leur Muse à des fleurs immortelles
Mêlait le myrte et les lauriers.

Sous le règne de François Ier, la satire et la poésie prirent des allures plus régulières, plus enjouées. On lira toujours avec plaisir les spirituelles épigrammes de Clément Marot; peu de productions de ce genre sont plus originales, mieux touchées que ce quatrain qu'il adressait à *maître Grenouille*, rimailleur fat et ignorant; le Phocéen lui-même, parlant de M. Orfila, ce type qui inspira toujours son éloquence moqueuse, n'a pas mieux fait :

Bien ressembles à la Grenouille,
Non pas que tu sois aquactique ;
Mais comme en l'eau elle barbouille,
Si fais-tu en l'art poectique.

L'avocat Vauquelin de la Fresnaye passe à bon droit

pour le premier versificateur qui se soit occupé spécialement de la satire; ses œuvres, un peu diffuses, ne manquent pourtant ni d'esprit ni d'intérêt.

Passerat, visage sombre, esprit aimable, verve facile, abondante, docteur sans pédantisme et savant sans morgue,

> Dont le vers bien ou mal dit toujours quelque chose.

composa vers cette époque, avec Rapin, le grand-prévôt de la connétablie, l'immortelle *Satire Ménippée.*

Qui ne connaît l'épitaphe que se fit à lui-même Régnier, ce poète sans façon, philosophe aimable, l'esprit et l'estomac les plus remarquables de l'époque où ils florissaient :

> J'ai vécu sans nul pansement.
> Me laissant aller doucement

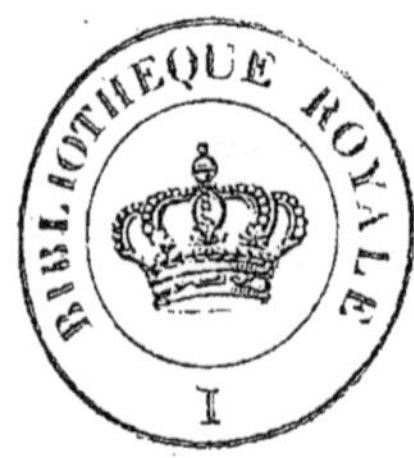
BIBLIOTHEQUE ROYALE

A la bonne loi naturelle,
Et je m'étonne fort pourquoi
La mort daigna songer à moi,
Qui ne songeai jamais à elle.

Soixante ans environ après la mort de Régnier, Boileau,

Fils, frère, oncle, cousin, beau-frère de greffier,
Pouvant charger son bras d'une utile liasse,
Boileau loin du palais erra sur le Parnasse ;
Sa famille en pâlit et vit en frémissant
Dans la poudre du greffe un poète naissant.

âme honnête, compagnon franc et sincère, Boileau, l'ami de Corneille, de Racine et de Molière, ce grand roi de la critique, Boileau prit en main les verges de la satire et s'en servit si bien, si juste, si fort, que le duc de Montausier, qui avait, comme M. Orfila, de justes sentiments d'aversion pour les critiques, demandait sérieusement qu'on l'envoyât ramer sur les galères du roi, le front couronné de lauriers.

Voltaire, qui a écrit quelque part que *la critique est le poison de la littérature*, a lui-même égayé l'Europe des fusées légères de sa philosophie satirique.

Gilbert quitte un jour Fontenay-le-Château, portant pour bagage et pour toute fortune son *début poétique*. Pauvre enfant! persécuté par la philosophie, méprisé par les protecteurs qu'on lui avait fait espérer, abreuvé de douleurs, de dégoûts, poussé au désespoir

> Par ce petit rimeur de tant de prix enflé,
> Qui sifflé pour ses vers, pour sa prose sifflé,
> Tout froissé des faux pas de sa muse tragique,
> Tomba de chute en chute au trône académique,

Gilbert meurt à vingt ans, après avoir traîné une vie

non moins misérable que celle de ses frères en poésie, Chatterton, Shéridan et Goldsmith (1).

Depuis Gilbert, les poètes critiques n'ont pas manqué; seulement, météores éphémères, ils ont laissé

(1) Le charmant historien du ministre Wakefield avait envie de voyager. Il prit une flûte : c'était tout ce qu'il possédait; il visita ainsi la Belgique, la Suisse, et une partie de notre pays. Il marchait tout le jour; le soir il s'arrêtait dans un village, à l'entrée d'une maison, il jouait de sa flûte ou il chantait; le paysan l'invitait à entrer, le jeune poète s'asseyait sans façon au foyer de la famille, et il oubliait sa fatigue, tantôt pour réjouir ses hôtes par ses récits de voyage, tantôt pour les faire danser. Après avoir ainsi parcouru une partie de l'Europe, il retourna en Angleterre plus pauvre, plus ignoré que jamais. Pour pouvoir vivre, il se mit à travailler dans le laboratoire d'un pharmacien; peu à peu, cependant, il se révéla au public, d'abord par quelques spirituels articles de journaux, puis par ses vers : mais il s'était distingué comme poète, sans savoir la valeur qu'on attachait à ses œuvres. Un jour, un libraire lui donna cent livres sterling pour son poème du *Village abandonné*. Goldsmith, qui de sa vie n'avait eu tant d'argent, emporta avec des transports de joie cette somme, qui était pour lui une fortune A moitié chemin il rencontre un de ses amis à qui il raconte le bienheureux marché qu'il vient de faire. « C'est beaucoup pour un si petit livre, lui dit son ami. — Vous avez raison, s'écrie le poète, le malheureux libraire y perdrait.» Et le voilà qui reporte à l'éditeur les cent livres sterling.

peu de souvenirs de leur passage. Plusieurs satiriques ont, dans ces temps-ci, fixé l'attention publique: Barthélemy, Destigny, Barbier et le Phocéen; les premiers ont plié, dit-on, sous le faix d'une si longue tâche : seul, le Phocéen a résisté à toute fatigue comme à toute séduction :

. . . Ardent au travail, sourd à la violence,
Nul n'a pu condamner sa critique au silence.

Certes il a fallu à M. Fabre, je veux dire au Phocéen, une forte dose de résolution, de courage et de prudence pour mener à bonne et prompte fin, à travers tant d'écueils et d'aussi odieuses taquineries (1),

(1) En 1832, époque désastreuse du choléra, où le journal qu'il rédige a rendu les plus grands services, où lui-même, le premier, avait publié une *monographie* sur cette épidémie, on osa le priver de la modeste médaille de bronze offerte aux médecins par la ville de Paris! L'*Institut*, d'un mouvement spontané, et comme pour réparer cette injustice, *lui décerna en décembre* 1835, sur les fonds Monthyon, *une médaille d'or de mille francs*.

Th. P.

une entreprise hardie qui devait blesser cruellement de hautes et intraitables susceptibilités, humilier de folles vanités, fomenter des haines sourdes mais vivaces.

> Quels pénibles soucis et quels affreux tourments
> D'un auteur satirique assiègent les moments!

Lafresnaye, Passerat, l'insouciant Régnier et Boileau lui-même ont maudit plus d'une fois cette puissance impérieuse qui les poussait à la satire; nous savons de bonne part qu'il en a coûté beaucoup au Phocéen pour se décider à entreprendre la périlleuse tâche de fouetter, ainsi qu'il l'a fait, de son vers mordant, des abus trop long-temps respectés; ce n'est pas à la légère que M. Fabre a attaqué les parasites de l'École, les célébrités de pacotille, si ambitieusement drapées dans leur mince savoir; mais une fois entré dans le sentier glissant de la critique, le Phocéen ne devait-il pas y marcher hardiment, ne devait-il pas tenter ce qu'il a accompli avec tant de bonheur; ne devait-il pas, ainsi qu'il l'a fait, plonger le scalpel dans les profondeurs de ces plaies administratives que nul n'avait osé sonder avant lui, et que lui seul peut-être pouvait explorer et cautériser avec succès ? — Glorieuse et périlleuse mission qui faillit plus d'une fois compromettre son repos et son avenir!

Laissons parler M. Germain Sarrut :

« L'animosité puissante que M. Fabre a soulevée contre lui, par son courage à signaler les *erreurs* de quelques hommes de l'École, prit une nouvelle force à l'occasion du blâme sévère dont il a frappé le voyage *politico-médical* de M. Orfila à Blaye ; elle fit explosion en 1836. Le 9 juillet, après un concours dans lequel, de l'opinion unanime, il était resté au-dessous de plusieurs concurrents, M. Breschet fut nommé professeur d'anatomie à l'École; cette nomination fut accueillie par le bruit discordant d'innombrables sifflets.

Une émeute eut lieu, quelques vitres brisées, quelques robes de professeurs déchirées furent imputées à crime à M. Fabre, que l'on accusait d'être le moteur de ces désordres, et qui dès-lors se vit l'objet de sourdes et mesquines tracasseries. M. Fabre s'en vengea par un Lutrin médical en trois chants intitulé *l'Orfilaïde* ou le Siége de l'École de médecine, dans lequel, comme on le pense bien, M. Orfila, le nouvel élu, et l'École ne furent pas épargnés, et qui obtint en peu de temps les honneurs de plusieurs éditions.»

Il fallait punir tant d'audace, il fallait se venger de cette émeute des étudiants qui a amené un des plus brillants épisodes de la vie à jamais illustre du doyen, *la lacération des vieilles robes*, innocente parade que le poète a rendue en vers si comiques qu'on les dirait tombés de la plume de Gresset. Quelle verve, quel entrain et quelle vérité! Qui ne rirait avec le Phocéen des ébats joyeux des disciples de Saint-Côme, de ces cris moqueurs qui jettent une si ridicule panique au cœur de MM. de l'École...

O Daumier, et toi, Biard, où étiez-vous...?

Le 14 octobre 1836, M. Fabre reçut du parquet une assignation en police correctionnelle, pour avoir publié un journal sans cautionnement et avoir négligé de déclarer un changement d'imprimerie en 1831! M. Fabre fut condamné en appel à payer cinq cents francs d'amende et les frais des deux instances; digne et noble résultat de la vengeance scolaire!...

Sans doute ce sont là de tristes moyens d'imposer silence à l'opinion publique, et de bien infructueux essais pour lasser la raison; cependant M. Fabre doit s'applaudir d'avoir rimé à si juste prix d'aussi dures vérités. A coup sûr Juvénal se serait estimé heureux d'en être quitte pour si peu.

La *Presse médicale*, en donnant de justes éloges aux efforts du Phocéen, l'a comparé plusieurs fois à ce dernier poète ; sans doute le début si éloquent,

Non, je n'ai pas tout dit ; des fanges de l'École
Se détache aujourd'hui ma bouillante parole;
D'un adieu prolongé saluant ses tréteaux,
Mon ardente espérance est toute aux hôpitaux ;
Où mon but est marqué le devoir me ramène;
Mon cœur brûle déjà d'une foi surhumaine ;
Aux peines, aux travaux mon visage pâli
Témoignait malgré moi d'un organe affaibli,
Mais près du lit du pauvre, où je reprends ma force,
La sève rajeunit ma renaissante écorce;
Et lorsque le sujet s'étend et s'agrandit,
Puis-je me taire, moi, moi qui n'ai pas tout dit,

ressemble, par son entraînante simplicité, à la *Furia* de Juvénal ; pourtant, la verve de M. Fabre ne saurait être comparée toujours à celle du plus âpre des maîtres satiriques.

Juvénal, élevé dans les cris de l'école,
Poussa jusqu'à l'*excès* la mordante hyperbole.

Le Phocéen, qui excelle dans le portrait, n'est pas entièrement pessimiste; s'il fonce quelque peu ses couleurs, ce n'est jamais à l'excès; malgré l'âcreté d'un sang marseillais qu'il contient à grand'peine,

Sa Némésis, du coursier qui l'entraîne,
Adroitement sait modérer le frein,
Et dans le Styx qui lui sert d'Hippocrène,
Jamais ne puise un cynique refrain.

S'il était nécessaire de comparer le Phocéen à un des poètes qui illustrèrent la satire antique, c'est à l'élève de Cornutus qu'il faudrait l'assimiler. — Comme l'auteur de cette *Némésis*, Perse était bilieux et emporté; comme Perse, le Phocéen, qu'on fait impitoyable, est modeste et doux dans la vie privée (1); on peut rendre

(1) « Timide dans ses relations privées, M. Fabre n'hésite jamais, quand

à cette nouvelle publication la justice que La Harpe a rendue aux œuvres de Perse : « On y trouve *beaucoup* » *de sens, allié à une grande concision.* » — Les satires du Phocéen pourraient, s'il était nécessaire d'établir une comparaison quelconque, se comparer tout aussi bien à celles d'Horace ; comme Horace, il sait passer du doux au grave, du plaisant au sévère. Il est surtout un poète avec lequel le Phocéen peut être mis en parallèle, c'est Passerat. Exceptons-en un seul point, car Passerat était doué à un très-haut degré d'un esprit de courtisanerie qu'on ne rencontre dans aucune des pages de cette *Némésis*. Du reste, jamais ressemblance physique ou morale ne fut plus merveilleuse : on trouve chez tous les deux le même visage pâle, sévère, hautain quelquefois; même front élevé et pensif, même bouche amincie vers les contours ; même sourire moqueur,

---

il s'agit de remplir un devoir public, de signaler une injustice, de redresser un abus, de défendre une liberté publique, d'être utile à un ami; fort de la droiture de sa conscience, il ne redoute les conséquences ni de ses actes, ni de ses paroles.» (*Biographie des hommes du jour.*)

même regard pénétrant; même amour du travail et même haine de l'injustice; mêmes passions s'épanchant par la critique; médecins et savants tous les deux, tous les deux sans pédantisme et sans trop de fiel, ils ont fait la guerre l'un et l'autre avec un égal courage aux puissants ridicules que Passerat nommait si plaisamment des *semi-hommes*.

M. Fabre est plus brillant que son devancier; cependant, eu égard au temps où vivait celui-ci (1534-1602), on peut dire que le Phocéen en est le calque le plus parfait.

Le premier rime en ce moment l'*Art de guérir les maladies de l'homme*, le second est l'auteur d'un poëme composé sur les pressantes sollicitations de Henri III, l'*Art de guérir les maladies du chien*.

En présence de tant de rapprochements, qui ne songe à cette gracieuse croyance d'Ovide :

Tout change et rien ne meurt; l'âme, essence légère,
Errant d'un corps à l'autre, hôtesse passagère,
De l'homme à l'animal va, revient tour à tour,
Et survit aux débris de son frêle séjour.

On trouve dans les œuvres de Passerat, comme dans cette *Némésis*, une grande facilité, des incorrections et beaucoup de gaieté. Les vers du Phocéen plaisent en ce qu'ils vont droit au but, et qu'ils disent sans détour, comme sans obscurité, ce qu'il faut dire, rien de plus, rien de moins.

Ne cherchez dans Passerat, ni dans la *Némésis médicale*, cette harmonie ronflante, classique, toujours correcte, mais flasque, sans empire sur le cœur, qu'elle n'échauffe jamais; vous ne la trouveriez pas. La poésie de ces deux satiriques est imagée, rapide, forte, concise; on trouve chez l'un et chez l'autre des morceaux d'une sévère beauté; ainsi est du Phocéen la belle et consolante description des hôpitaux de notre temps, comparés à ceux des siècles passés :

Ce ne sont plus ces lieux dont les porches glacés
Abritaient en plein air sur la paille entassés
De lépreux grelottants une incessante foule ;
Où deux à deux blottis comme en l'étau du moule,
D'un visage inquiet que la crainte pâlit,
Chacun heurte en tremblant son compagnon de lit,
Atteint avec effroi le sommeil qui le navre,
Comme s'il prévoyait au réveil un cadavre,
Comme s'il recevait, sans cesse effarouché,
Les adieux du mourant auprès de lui couché ;
L'air froid qui l'atteignait ne trouvait point un terme
Aux rideaux bienfaisants que l'on ouvre et l'on ferme,
Et de la draperie à mobiles remparts
L'homme riche et puissant recevait seul sa part.
Combien d'infortunés ; au siècle qui s'éclaire,
Doivent leur existence à ce soin tutélaire!
Pieusement rebelle aux rigueurs de la loi.
Ainsi Pinel, épris d'une divine foi,
Interprète sacré des droits de la nature.
Du fouet déshonorant a banni la torture;
Et, nous attendrissant aux maux qu'ils ont soufferts,
Des bras des insensés a fait tomber les fers;
Dès lors sur son grabat un cul de basse fosse,
Trappe qui maintiendrait une bête féroce,
A cessé d'enfermer, un collier lourd au col.

L'aliéné fléchi sous l'écrasant licol,
Grinçant les dents de rage, et d'une bouche hâve
Crachant à flots impurs une écumante bave :
Au vague délirant d'un esprit agité
Aujourd'hui rien n'oppose un mors inusité;
Jusqu'aux murs de Bicêtre on peut se croire libre !

L'*École*, les *Souvenirs du choléra*, les *Funérailles de Dupuytren*, le *Réveil*, les *Hôpitaux* et les *Cliniques*, la *Responsabilité médicale*, sont des morceaux de choix dictés par le cœur, et écrits avec conviction par une main hardie et généreuse. Les *Lazarets*, épître élevée, brûlante, est une belle et chrétienne pensée largement burinée :

Honte, honte à celui dont la voix meurtrière
A dit à son semblable : Abandonne ton frère!

Le *magnétisme animal*, les *Charlatans*, les *Étudiants en médecine*, l'*Homœopathie*, l'*Académie étincèlent* d'esprit et de gaîté; c'est l'esprit et l'ironie de Gilbert unis à la jovialité, au laissé aller de Reignier.

On a dit que le Phocéen avait beaucoup osé, — nous le croyons aussi; cependant Gilbert, après Horace, a pris soin de l'excuser : *Tout oser*, écrit-il, *est le droit du peintre et du poète.*

Ce qui plaît tout d'abord dans le Phocéen, c'est que sa critique hardie ne frappe guère que les sommités de l'échelle médicale : *ses victimes* tiennent le premier rang dans ce monde à part, dont il peint avec art les ridicules, les travers et les vices.

> Honneurs, richesse, emplois, ils ont tout en partage,
> Hors la saine raison que leur bonheur outrage.

Nouvel Alceste, le Phocéen ne ménage personne, chacun à son tour : système ancien, système nouveau, doctrines et doctrinaires, amis et ennemis, la terrible *Némésis* n'oublie rien, n'épargne rien!..

— A vous le dez, Monsieur.

— Voici votre paquet.

— Me voici maintenant, moi!

En effet, à propos de la phrénologie, cette grande science, trop décriée pour n'être pas vraie; sublime doctrine peu comprise et encore moins étudiée, le Phocéen nous raille avec tant d'esprit qu'il en faudrait manquer tout-à-fait pour ne pas lui pardonner.

Il y a dans le Phocéen plusieurs hommes d'un égal mérite: il est l'auteur du savant mémoire sur la *Méningite tuberculeuse chez les enfants*, ouvrage qui a mérité à son auteur un prix Monthyon; à l'exemple de Goldsmith, il porte avec honneur la double couronne de poète

BIBLIOTHEQUE ROYALE

et de journaliste, triste couronne où l'épine des ronces le dispute au laurier. Quoi qu'il en soit, il ne fallait rien moins que la réunion presque sans exemple de ces qualités exceptionnelles pour n'avoir point failli dans une entreprise qui reposait tout entière non pas seulement sur l'équité et l'intelligence, mais encore sur le cœur et l'esprit.

Personne ne contestera AU PRATICIEN *distingué par Dupuytren*, au rédacteur en chef de l'un de nos journaux de médecine les plus répandus, le droit et la capacité nécessaires pour sainement apprécier et juger les hommes et les choses qui se rattachent à son art.

M. Fabre, dont nous n'acceptons pas toutes les opinions, a compris, avec le tact qui lui est propre, ce qu'un public instruit, spécial, judicieux, avait droit d'attendre de lui; poète, médecin ou critique, il s'est élevé et maintenu toujours à la hauteur de sa tâche.

« M. Fabre, dit avec esprit et justice une feuille rivale de la sienne (*Gazette médicale*, 1839), s'est créé dans la presse médicale un rôle et une position qui n'avaient pas de précédents et qui n'auront probablement pas d'imitateurs. C'est qu'en effet la lutte était rude et la tâche difficile ! »

De graves et durables travaux réclament aujourd'hui tous les soins du docteur Fabre, mais nous espérons que cette *Némésis*, toute complète qu'elle soit, n'est pas le dernier mot de son esprit et de sa critique justement redoutés ; les abus sont vivaces, les sots incorrigibles, les charlatans audacieux ; un jour n'est pas loin peut-être où, l'arrachant sans pitié à des préoccupations sérieuses, nous lui crierons : Phocéen !.. Phocéen, réveille-toi ! — Alors il l'a promis :

> En de nouveaux combats dût sa verve tarir,
> Il renaîtrait encor pour vaincre ou pour mourir !

UN MOT DE L'AUTEUR.

La première livraison de la *Némésis médicale* surprit; l'essai parut hardi, téméraire; on s'attendait à voir chuter l'auteur hors d'haleine et découragé, quelles que pussent être son ardeur et sa ténacité. Sans me soustraire à la responsabilité de mon œuvre, il me sembla singulier d'assister incognito à cet enfantement, et d'être témoin inaperçu des investigations qu'il allait provoquer.

A la deuxième livraison, l'*École* et quelques personnages étant seuls en cause, le Phocéen reçut l'honneur d'une deuxième annonce de la bouche perpétuellement académique de M. le secrétaire de la rue de Poitiers; mais vint la troisième satire, les demi-dieux étaient heurtés, le ridicule atteignait l'aréopage administratif; on répondit par le dédain, et Némésis fut proscrite et reléguée dans l'antichambre, au coin le plus obscur des placards remplis par ces bouquins qu'on s'est payé si cher et qui valent si peu. On ne payait pourtant pas Némésis, elle arrivait gratuite, ne demandant qu'à être lue. Le *Conseil* dit : On ne la lira pas... Je répondis : On la lira,... on lit bien la *Gazette des hôpitaux*, que vous proscrivez aussi; on lit bien mieux encore les plus mauvais ouvrages mis à l'index par de plus hauts seigneurs spirituels que vous.

Je n'avais promis que douze satires, j'en ai fait vingt-quatre, par esprit de contradiction peut-être ; on les a lues, et une seconde édition revue, corrigée, augmentée, illustrée, que sais-je ! est en marche :

tous les médecins et beaucoup de gens du monde connaissent cet ouvrage.

Est-ce un bien, est-ce un mal? je ne tire point vanité de cela; je comprends que quelques traits piquants suffisent pour donner des lecteurs, et je ne prends pas à la lettre les éloges que me distribue la bienveillance de quelques amis. Mes critiques d'ailleurs me semblent justes, elles sont consciencieuses; j'ai fait tout ce que j'ai pu pour demeurer impartial, quoique passionné peut-être; je n'ai pas fouillé aux lares domestiques, j'ai frappé haut et j'ai omis le faible et respecté l'innocent. J'ai ridiculisé de ridicules doctrines, tympanisé les charlatans de toute espèce, de tout rang, attaqué des abus vivaces, miné des institutions désastreuses, et je n'ai jamais reculé devant les menaces. Des horions m'ont parfois atteint, l'un d'eux m'a coûté mille francs, je les ai payés; le fisc n'a pas eu, comme M. Gendrin, l'heureuse idée de les donner aux pauvres; c'était pourtant le seul moyen de m'ôter des regrets.

Mes ennemis ont dit, sans le croire: *il est méchant;* mes amis ont répondu : *il est malin;* je ne sais vraiment pas trop ce que je suis; j'ai du plaisir à rabattre les amours-propres désordonnés, j'aime à déchirer à belles dents les réputations usurpées; je me fouetterais moi-même si j'avais commis une injustice ou un acte de mauvaise foi, et pourtant je ne suis pas jaloux de me faire du mal, pas plus qu'aux autres. J'oublie aisément les injures quoique je n'aie jamais été partisan du précepte de l'évangile, et que je me trouve peu disposé à prêter mes joues l'une après l'autre à qui que ce soit.

Aussi ferai-je bien de ne pas essayer mon portrait et de laisser ce soin à Daumier et à Théodore Poupin. Que, grâce au crayon de l'un et à la plume de l'autre, on se décide à me relire sans ennui, et je suis satisfait.

PREMIÈRE SATIRE.

. . . nunquàm-ne reponam
Vexatus totiès. . . . .

JUVÉNAL.

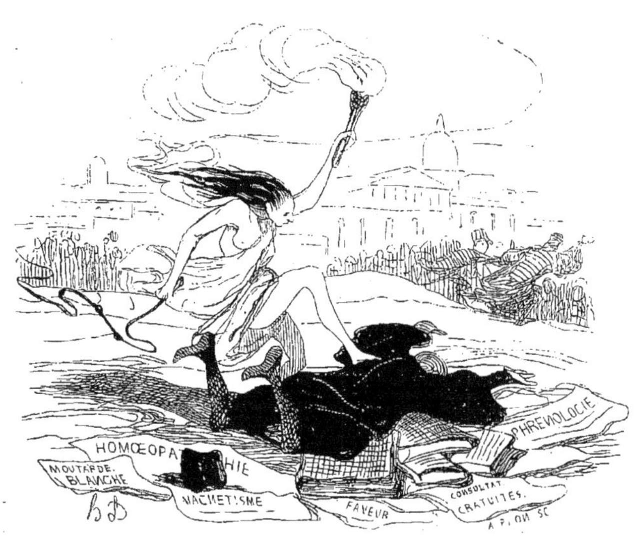

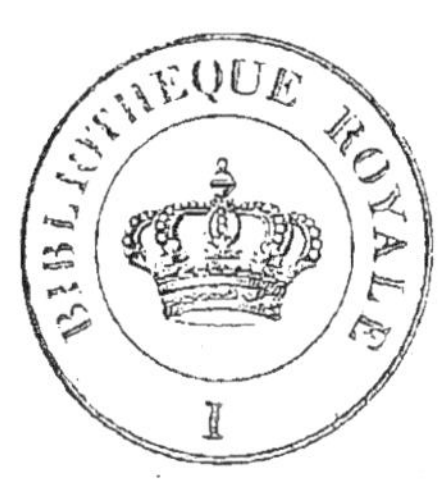

INTRODUCTION.

Sacombe [1] avait vécu; du poète effronté
Condamnant au repos le fouet ensanglanté,
Sous le poids des abus prudente et sans réplique
En de vains traits d'esprit s'essoufflait la critique,
Et d'un voile imposteur habile à se cacher
L'intrigue sourdement se hâtait de marcher.

Tout était calme et froid au temple d'Esculape;
Le Pactole y coulait en murmurante nappe,
Et chaque favori, dans ses flots argentins,
Y venait étancher sa soif tous les matins.
La presse à ces élus n'était point importune;
Heureux temps, jours de paix, de gloire et de fortune,
Où l'on naissait grand homme, on passait professeur
Comme aujourd'hui ministre, et jadis grand seigneur!
Complaisant avoué de trames infernales,
Le scrutin se prêtait aux intrigues vénales,
Et de ses flancs impurs à vil prix achetés
Sortaient avec fracas les médiocrités.
Puis, la toque à la main, à l'École étonnée
On se ruait par bande, on entrait par fournée[2],
Et mieux que Bonaparte au conseil des Cinq-Cents,
Mieux qu'un Abd-el-Kader n'égorge les passants,
On chassait de ses murs une illustre cohorte[3],
On mettait sans pudeur neuf savants à la porte;
D'une Charte nouvelle on bâclait en trois jours
Les articles sacrés faits pour vivre toujours,

Et dont le bras du peuple, aux brillantes Journées,
Allait saper d'un trait les courtes destinées [4].

En ces temps d'ineptie et d'intrigue à tout prix,
Le savoir sans appui languissait dans Paris;
Irrité des affronts dont s'indignait la France,
Des succès effrontés qu'obtenait l'ignorance,
Et voyant travestir, dans un lâche abandon,
Vauquelin en Guilbert et Dubois en Bougon,
D'une sainte fureur mon âme fut saisie;
Je jurai guerre à mort à d'indignes Sosie,
Je jurai de flétrir de stygmates brûlants
Le front déshonoré des Thouret [5] indolents.

Un homme alors conçut une pensée immense [6];
Profane qu'enhardit sa noble indépendance,
D'Épidaure il voulait, fatigant les échos,
Poursuivre jour par jour les faits des hôpitaux.
Au frein de la raison soumettant sa pensée,
Je ralentis à temps sa course trop pressée;

Et de deux en deux jours, dans ma soif de succès,
On me vit des abus instruire le procès,
Et sans craindre des sots la vengeance impuissante,
Frapper à coups pressés leur tourbe menaçante;
Heureux, je l'avouerai, quand mon hardi journal
Aux récifs de l'intrigue attachait son fanal!
Sept ans déjà passés, ardent et sans relâche,
J'ai soutenu mon œuvre et poursuivi ma tâche;
Des monstrueux abus qu'alors je découvrais,
Quelques-uns sans retour sont tombés sous mes traits.
Des tartuffes du jour démasquant l'imposture,
Je tournais à plaisir mon fer dans leur blessure;
Je flétrissais leur choix, au sifflet importun
Mon courroux sans pitié les livrait un par un;
Guilbert, Bougon, Fizeau, de leur gloire passée
Ont exercé ma plume et ne l'ont point lassée;
Bougon, Fizeau, Guilbert... ils sont morts à jamais;
Dans leur tombeau vivant qu'ils reposent en paix.
Mais d'autres ont surgi, d'autres plus redoutables,
D'autres, du vrai savoir singes inimitables,

Qui, des plumes du paon artistement ornés,
Aux luttes des concours trop souvent couronnés,
Y savent du talent revêtir l'apparence,
Et vernir de mémoire une habile ignorance;
Et dont l'intrigue et l'art, qu'ils font mouvoir de front,
Trop souvent des sifflets amortissent l'affront.
Sans qu'ils aient su rougir, de ma prose pudique
Je leur ai prodigué le miroir véridique;
Mais las de vains efforts, il faut que l'avenir
D'un vers austère et franc garde le souvenir,
Et si ma verve enfin égale mon courage,
Que Sacombe épuré revive en cet ouvrage.

Ah! quand j'ose emprunter son nom à Némésis,
Fidèle à des devoirs que d'autres ont trahis,
Loin de moi l'impudeur d'un lâche servilisme!
Inhabile aux calculs de l'iscariotisme,
De Marseille affligée apaisant les douleurs,
Puissé-je voir tarir la source de ses pleurs [7]!
Non que des grands du jour ma satire ennemie

Aspire à signaler l'incessante infamie ;
Mon théâtre est moins large et mon but plus borné ;
Au cercle médical d'avance condamné,
J'attends et moins de lucre et moins de renommée.
Aussi, moins enivré d'une vaine fumée,
Si, dans mon cadre obscur, utile quelquefois,
Je soutiens le talent d'une énergique voix ;
Au cœur d'un intrigant si j'imprime la crainte ;
Si je m'acquitte ainsi de ma mission sainte,
Mes vœux seront remplis. Ah ! lorsque le concours,
Par trois ans d'un combat soutenu tous les jours,
Vient de sortir vainqueur de toutes les intrigues [8],
Faut-il donc redouter de nouvelles fatigues ;
Et, d'un premier succès follement enivré,
Cessant de surveiller un bien mal assuré,
Laisser l'arène libre aux attaques sans nombre
Que chaque jour encore on lui porte dans l'ombre !

Le concours ! On me crie, il est trop imparfait ;
Le bien qu'il a produit cède au mal qu'il a fait ;

Le concours!... C'est un champ ouvert à la mémoire;
Dites... depuis quatre ans qu'a-t-il fait à sa gloire?
Que de fois n'a-t-on pas d'un concurrent hardi
Vu par les auditeurs le babil applaudi?
Que de fois entassant et des noms et des pages,
D'un savoir qu'il n'a point décevantes images,
Un perroquet humain n'a-t-il pas arraché
Le prix qu'au seul mérite on croyait attaché?

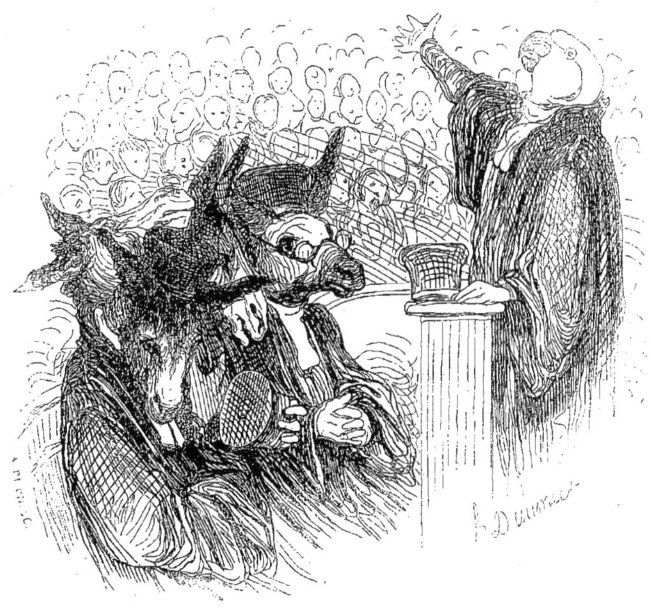

Sans doute... Mais le Temps corrige toute chose;
Le perroquet se perd quand trop souvent il cause;
Qui ne juge aujourd'hui l'école de Béclard,
Et qui ne sait par cœur le talent des Bérard?
C'est au concours lui-même à guérir ses blessures;
Lui seul, modifié, vengera nos injures;
Les hommes d'avenir dont il nous a dotés
En sa faveur aussi doivent être comptés;
Bouillaud, Gerdy, Rostan, et tant d'autres encore
Que l'Ecole a trahis, que leur défaite honore;
Sanson, dont la clinique appelle le talent,
Velpeau l'universel, magasin ambulant [9].
Et si de ces concours où la faveur conspire,
Nous remontons d'un trait aux concours de l'empire :
Les vaincus étaient Roux, Capuron, Marjolin,
Les vainqueurs avaient nom Désormeaux, Dupuytren!!
Qu'on oppose à ces noms quelques choix favorables,
Des débris du concours souvenirs mémorables,
Et que de la faveur on vante les effets!....
Je saurai bien compter tous les maux qu'elle a faits;

Je dirai comme en bloc l'ignorance appelée
A fait dégénérer l'École mutilée,
Et la remercîrai de ce brillant cadeau
Qui commence à Guilbert et finit à Moreau.

Eh! pourrait-on cacher qu'à l'École appauvrie,
Dix fainéans sur vingt dorment dans l'incurie,
Et de leur embonpoint de tout temps ont pesé
Sur dix de ces fauteuils dont le cuir est usé!
Mais sur le vert gazon qu'un jardinier arrose,
Au soleil tôt ou tard quelque fleur est éclose;
Cet arbre qui s'abreuve aux fraîcheurs de la nuit,
Sur son front élevé porte enfin quelque fruit;
Eux, sans fruits et sans fleurs, d'une bouche maudite
Ils sucent nuit et jour leur sève parasite;
Escomptent en dédains à l'élève irrité,
L'amour qu'il leur montra, l'or qu'il leur a compté!
Peut-on cacher qu'au sein de nos Académies,
Pullulent à grands frais baladins et momies,
Qui, fiers de faire nombre en un troupeau dormant,

S'attellent par derrière au char du mouvement,
Gâtent tout, troublent tout, partout trouvent à mordre,
Et de leurs cris de paix font naître le désordre !
Et tous les écumeurs de nos grandes cités,
Du bipède bétail guérisseurs brévetés,
Qui dans les hôpitaux, et dans leurs officines,
De leurs cures sans fin affichent les ruines;
Sait-on combien de sang et combien d'ossement
A leur hideux triomphe a servi de ciment!

Voilà donc les forfaits qu'il me faudra poursuivre,
Les abus qui long-temps me permetiront de vivre,
Qui dans l'Académie et dans les hôpitaux
Trouvent d'impurs étais et de hideux tréteaux.
Aux sommités du jour insoucieux de plaire,
Je m'attends aux dégoûts, aux haines pour salaire:
Mais impassible et sourd à tout éclat de voix,
Quand l'un, enregistrant de burlesques *exploits*,
Me transmit par huissier les foudres de l'École,
Qu'un autre crut d'un mot garrotter ma parole,

J'ai de ces imprudens, que je pris en pitié,
Respecté la douleur, bravé l'inimitié;
Et tenace au travail, sourd à la violence,
Nul n'a pu condamner ma critique au silence.
Jamais un mot grossier n'a sali mes écrits;
De l'injure jamais revendiquant le prix,
Quel que soit le champ-clos où mon ardeur se joue,
On ne m'a vu chercher mes rimes dans la boue,
Et pour unique peine à chaque saleté
Je garde le fléau de la publicité.
Ainsi, de mois en mois, de quinzaine en quinzaine,
Némésis, fatiguant les abus de sa haine,
Tour-à-tour fouettera de ses vers déchirans
La ruse des petits, l'injustice des grands;
Et dans l'Académie ainsi que dans l'École,
Poursuivant sans pitié l'hydre du monopole,
Ministres, chambres, roi, pour moi tout sera là:
Ma charte est le concours, mon despote Orfila.

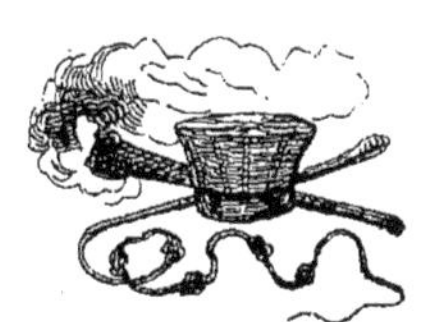

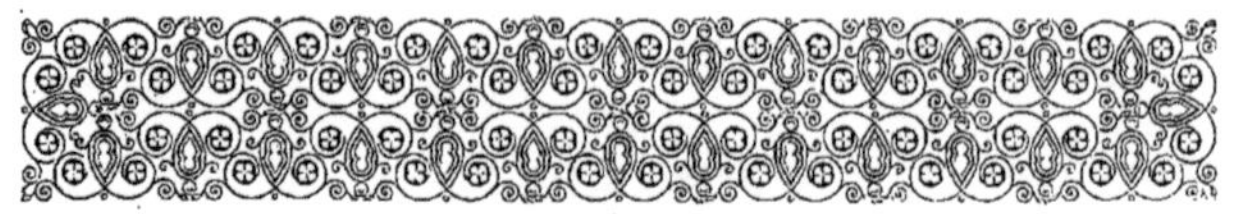

NOTES

DE LA PREMIÈRE SATIRE.

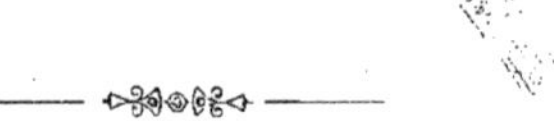

1. Sacombe, accoucheur connu par ses vifs débats avec Baudelocque, et par son poëme intitulé : *La Luciniade*, dont j'ai tâché d'imiter la verve, et d'éviter avec soin les excès.

2. La fournée introduite à l'École, le 2 février 1823, par MM. Corbière et Frayssinous, se composait de MM. Laënnec, Clarion, Pelletan fils, Guilbert, Fizeau, Cayol, Landré-Beauvais, Bougon et Deneux.

3. Les neuf professeurs éliminés étaient : Chaussier, de Jussieu, Desgenettes, Deyeux, Dubois (Antoine), Lallement, Leroux, Pelletan père et Vauquelin, institués *de force* honoraires le 21 novembre 1822.

4. Les ordonnances des 2 février 1823 et 21 novembre 1822, abrogées de droit par la révolution de juillet, l'ont été de fait le 6 octobre 1830.

5. Thouret, sous le Directoire, a été directeur de l'École de santé, et

a contribué à la nomination des neuf professeurs éliminés en 1822 ; il est mort doyen de la Faculté de médecine.

6. Cet homme est M. Lami, avec lequel j'ai fondé en 1827 le journal *la Clinique des hôpitaux ;* malgré sa conduite envers moi, je me plais à rendre ici à sa mémoire un hommage que je crois mérité : M. Lami se laissait facilement influencer par des intrigans, mais son caractère était franc et loyal ; il est mort en 1830 des blessures reçues en combattant pendant les trois jours.

7. Ces vers m'ont valu une note malveillante dans une nouvelle édition de *la Némésis* de M. Barthélemy ; dans cette note, mon compatriote me refuse tout mérite poétique ; il aurait mieux fait de prouver que ce passage contenait une injustice ; je l'eusse retranché avec joie dans cette édition, que me fait entreprendre le succès obtenu par la première publication de mes satires.

8. Je crois pouvoir, sans présomption, attribuer au moins en grande partie à mes efforts soutenus dans *la Clinique* d'abord, et ensuite dans la *Gazette des Hôpitaux*, le rétablissement, en 1830, du concours pour les chaires des Facultés de médecine. Si l'opiniâtreté de la presse à soutenir cette institution si utile tant que nous aurons des Facultés avait été moins grande, le concours serait probablement de nouveau aboli.

9. Depuis que j'ai écrit ces vers, MM. Bouillaud, Gerdy, Rostan, Sanson et Velpeau ont été nommés professeurs. Sans l'opposition juste et énergique de la *Gazette des hôpitaux*, l'intrigue aurait plus souvent prévalu, et plusieurs de ces messieurs seraient peut-être encore *agrégés !!!*

DEUXIÈME SATIRE.

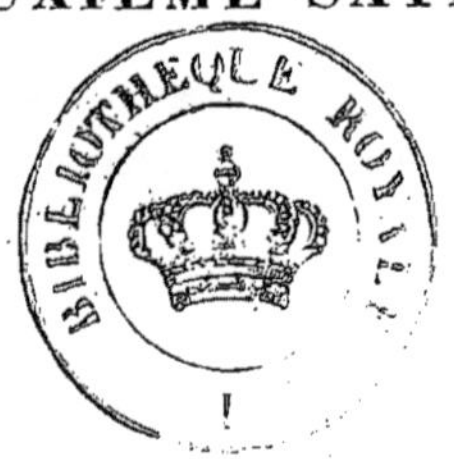

J'aime l'École, et j'avoue à ma honte,
Quelque pédant que soit un professeur,
Fût-ce un Scapin, un Tartufe, un Géronte,
Fût-ce Adelon, formaliste assesseur,
Dès qu'en longs plis sur son dos se dessine
La souquenille à revers éclatant,
Dès qu'une toque aplatie en bassine
Revêt son chef que la fierté distend,
J'en deviens fou... Malheur à qui peut rire
Quand un doyen, troublé dans ses repas,
Heurte en tremblant la poignante satire
Dont Némésis enchevêtre ses pas.
Chantons-la donc cette École bénie,
Où l'indolence eut toujours des autels..

L'Orfilaïde, chant Ier [1].

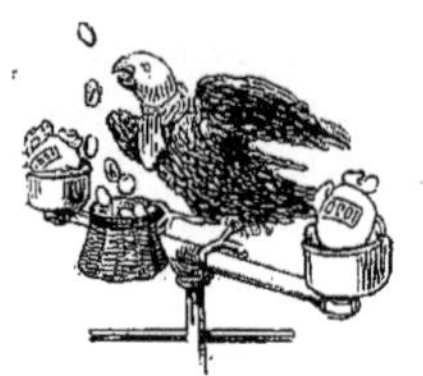

L'ÉCOLE.

La France avait passé sous un niveau de sang;
Nobles, bourgeois, vilains, groupés sur un seul rang,
Victimes qu'on dévoue à la même ruine,
Sans cesse alimentaient l'affreuse guillotine,

Dont un an parmi nous on entendit crier
D'un tranchant sans repos l'infatigable acier.
L'heure était loin encore, où, vengeurs de nos pères,
Supputant de sang-froid le prix de ces misères,
Nous devions, le front haut, les yeux moins abattus,
De leurs crimes hardis absoudre nos Brutus,
Éclaircir du tableau les teintes rembrunies,
Arracher tout sanglants leurs corps aux Gémonies,
A l'étranger vaincu répondre avec fierté
Par les cris immortels : Victoire et liberté!

La guerre cependant décimait nos armées,
De mille points divers à la hâte formées;
Aux fiers républicains indoctes à souffrir
Il suffisait alors de vaincre ou de mourir,
Et de l'art bienfaisant qui guérit ou soulage
Le secours paraissait inutile au courage.

Sans relâche et sans peur s'élançant aux combats,
Tous nos étudiants s'armèrent en soldats;

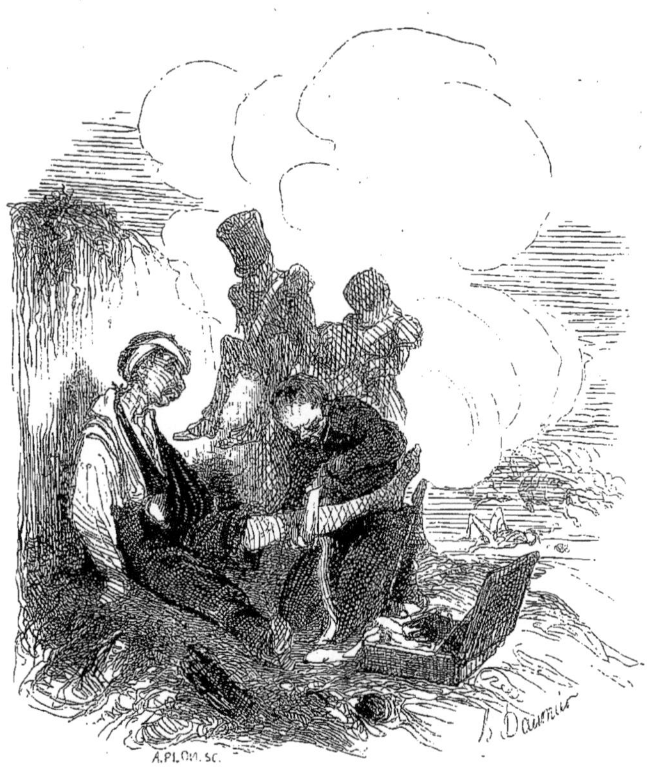

Mais bientôt les obus, les balles, la mitraille,
Et les mille accidents suivant chaque bataille,

Les ronces, les rochers déchirant les pieds nus,
Et le typhus des camps, aux traits si bien connus,
Au teint hâve et flétri, fils aîné de la peste,
Remplirent tous les cœurs d'une terreur funeste;
Armée et citoyens éperdus, éplorés,
En foule se pressaient sur nos parvis sacrés...
Il fallut réparer les désastres d'Hygie,
Non point comme en ces temps de pédantesque orgie,
Où, jaloux tour à tour de l'encens des mortels,
Hippocrate et Paré s'arrachaient ses autels,
Et, rivaux l'un de l'autre, en leurs scènes bornées,
Voyaient surgir parfois des luttes acharnées.
La révolution, de son bras redouté,
Avait fait taire, alors, toute rivalité;
Des arguments poudreux la source était tarie,
Et de l'hôtel Saint-Côme [2] à l'hôtel Bucherie [3]
Tout s'était englouti dans un même chaos;
Les deux temples fermés ne rendaient plus d'échos [4].

Saint-Côme seul s'ouvrit : d'une nouvelle vie,
D'un éclat tout nouveau brilla la chirurgie ;
Noble comme sa sœur, égale en dignité,
Avec elle formant l'École de santé [5].
Bientôt cédant encore aux vœux de son aînée,
Un autre changement suivit une autre année ;
L'École de santé reprit son ancien nom,
Et l'on vit Bonaparte, alors Napoléon,
Pour mieux en relever la récente origine
Disjoindre les deux mots école et médecine,
Et sous le nom pompeux, mais vain de Faculté,
La livrer en esclave à l'Université [6] ;
A l'Université non point fière et sans chaîne,
Non point de ses enfants tutrice souveraine,
Fille aînée et superbe et grande de nos rois,
Qui sous sa volonté voyait fléchir les lois,
Défendait pied à pied d'immenses priviléges,
Et gouvernait en reine au sein de ses colléges;
Mais faible, sans ressort, toujours prompte à ployer,
Exerçant en revanche un pouvoir tracassier,

Des ministres du jour adorant la puissance,
Riche de leurs faveurs et de sa complaisance,
Ardente à s'avilir, effrénée en ses goûts,
Et qui ne sait combattre et marcher qu'à genoux.

D'un pareil protecteur la Faculté fut digne.
Aussi n'attendez pas que sa vertu s'indigne,
Lorsqu'après deux essais, nobles, majestueux,
Où le concours brilla d'un éclat fastueux,
Un ministre insolent [7] vint fermer la carrière,
Au talent imposa la faveur pour barrière,
Et dit à vingt valets silencieux, surpris :
Obéissez, votez, la robe est à ce prix.
De cet accord sept ans aucune ignominie
N'a troublé la douceur, dérangé l'harmonie;
En tout bien, tout honneur, en toute liberté,
Sous l'aile du pouvoir ces messieurs ont voté.
Bientôt, sans coup férir, lâchement désarmée,
L'École applaudissait à se voir décimée [8],

Et pour mieux s'abaisser, dès qu'ils sont apparus,
Elle offrait à l'envi des siéges aux intrus;
Esclave abandonnée aux liens politiques,
Elle osait refuser d'entr'ouvrir ses portiques
A ceux que le pouvoir ombrageux et jaloux
Signalait en aveugle à ses aveugles coups [9];
Et d'un dépit mesquin sottement animée
De la gloire abhorrant jusques à la fumée,
Telle que ces Laïs aux décevants atours,
Que Paris voit errer dans tous ses carrefours,
Qui, les jarrets tendus et la robe froissée,
Du fumet de Bacchus la face vernissée,
Fidèles au parfum du cigare odorant,
Aux vendanges du coin grimacent en entrant;
Telle la Faculté, nulle pour la science,
Sans amour d'elle-même et sans intelligence,
Repousse avec dédain le génie effronté
Qui court sans son visa vers l'immortalité,
Et se plaint des reflets que sur sa triste histoire
Peut jeter en passant une importune gloire.

Ainsi dix ans entiers Broussais a de nos jours
De la vie en son sein interrompu le cours;
Oui, l'École dix ans, dans un lâche silence,
A de ses traits mordants souffert la violence;
Dix ans nous l'avons vue, immobile et sans voix,
D'un sectateur hardi subir en paix les lois;
Et pendant ces dix ans de mépris et d'offense,
A Chomel, à Fizeau confier sa défense;
Et pendant ces dix ans d'irréparable affront,
Quelques hommes épars [10], osant lever le front,
Jouteurs inaperçus, rêveurs d'hippocratisme,
Pour enrayer le char du physiologisme,
De leur calme cerveau qu'ils disaient inspiré,
Pensaient faire jaillir le feu pur et sacré;
Comme si dix flatteurs courbés sous sa parole
Suffisaient de nos jours pour fonder une école!
Comme si nous voulions, de vingt ans en vingt ans,
A l'âge du progrès recommencer le temps!!...
Pour être chef d'école ayez une autre force,
Ayez un fonds plus ferme, une plus rude écorce;

Paracelse ou Broussais, en des combats hautains
Couronnez votre front de triomphes certains;
Pétrissez vos pamphlets de haine et de sarcasme,
Enivrez la jeunesse à votre enthousiasme;
Qu'en un théâtre obscur à grands cris révolté,
L'écho de votre voix tonne à la Faculté;
Amoncelez partout décombres et ruines;
Renversez, renversez de fragiles machines,
Étançons vermoulus d'une antique splendeur,
Qu'Hippocrate a maudits, qui n'ont qu'un dieu: la Peur.
Suivi des flots pressés d'une foule idolâtre,
Sortez même en fureur de votre amphithéâtre,
Et d'un bâton noueux menacez en passant
Le seuil abandonné de leur temple impuissant.

Tel on vit Mirabeau, tribun du Jeu-de-Paume,
Bravant la royauté comme un frêle fantôme,
Renvoyer à Louis son valet Dreux-Brézé
Pâle encor du dédain dont il fut écrasé.

Tel le fougueux Danton, Mirabeau-populaire,
De ses juges ardents persifflant la colère,
Sur la sellette obscure accusé triomphal,
Fit de son œil de feu pâlir le tribunal.

Voulez-vous follement bardé de confiance
Hasarder une passe et tenter quelque chance?
N'attendez pas surtout que le temps en son cours
Ait recruté l'École aux luttes du concours;
Prêts à rompre la lance, et de dangers avides,
Sur les tertres glissants de vigoureux Alcides,
Dès long-temps façonnés aux combats corps à corps,
Vous feraient payer cher vos imprudents transports,
Et, l'haleine épuisée, inhabile à combattre,
Meurtri, vous renverraient à votre amphithéâtre.
Ah! que la Faculté, fille de la faveur,
Se prêtera bien mieux aux succès du vainqueur;
Là vous ne trouverez, dans vos faciles luttes,
Ni triomphes sanglants, ni défaites, ni chutes;

Là s'offrant à vos traits, Baillou [12] du boutiquier,
Vous aurez bon marché d'Hippocrate-Fouquier.
Pour peu que l'exigeât votre verve comique,
Lui-même, en holocauste offrant *sa noix vomique* [13],
Vous laisserait sans peine arracher à son cours
Les quatorze auditeurs qu'il endort tous les jours.
Qu'importe que Chomel, en stratégiste habile,
Modérant par l'ennui l'ardeur de votre bile,
De ses fièvres, hélas! ontologue encroûté,
Ait pris pour bouclier l'indigeste Traité [14];
Que changeant à la fois d'armes et de système,
Pareil à l'écolier qui fait un double thème,
Il ait localisé sur un plan tout nouveau
Sa fièvre typhoïde en lourd in-octavo [15]!
Parfois Chomel, aidé du zèle qui l'anime,
Dans son amphithéâtre a droit à votre estime;
Mais que deviendrez-vous si comme un sac de plomb
Sur vous tombe jamais l'éternel Adelon;
Si ce Cujas nouveau, ce Bartole en goguette,
En dépit du bon sens vous attend et vous guette!

D'ordonnances, de lois et d'édits hérissé,
Si de ses arguments il vous tient oppressé!
Partout de règlements la vue embarrassée.
Vous verrez s'obscurcir la plus simple pensée;
Du reste des mortels désormais séparé,
Je vous tiens pour battu, pour mort, pour enterré!...
Peut être espérez-vous que le doyen se place,
Entre Adelon et vous, assesseur efficace;
Mais au mortel ennui que prodigue Adelon,
Orfila connaît-il quelque contre-poison?
Ah! que de cet Aaron l'impuissante magie
Emprunte à Barruel sa toxicologie,
Et qu'il ne craigne rien pour des emprunts nouveaux,
Barruel, en mourant, lui légua ses fourneaux;
Sa longue complaisance en proverbe est passée,
D'un posthume larcin il avait la pensée [16],
Tout modeste savant sait qu'on le volera,
Que sur son édredon un doyen ronflera;
A moins que Richerand sur son vide auditoire [17]
N'essaie en bredouillant son pénible grimoire :

Heureux, si des obus qui sifflaient aux trois jours,
Il craint les ricochets et les fâcheux retours;
S'il craint le choléra qui désole la ville;
Qu'à ses champs bien-aimés il demande un asile,
Et que pour se sauver de quelque choc fatal
Il déserte deux fois l'école et l'hôpital!
Alors s'il veut se taire et s'il ne fait qu'écrire,
Vous-même à votre tour consentez à le lire [18].
Je ne vous parle point de l'aigrelet Moreau
Et de quelques vieillards, inutile fardeau;
Du loyal Duméril, à la probe parole,
Bordeu [19] du Muséum, Daubenton [20] de l'École;
D'Andral dont la fortune a caressé les jours,
Dont le professorat fut digne du concours;
De Platon-Alibert, qui sous ses verts platanes
Semble au loin défier les oreilles profanes,
Fait mouvoir en tout sens ses héros en haillons,
Des lèpres, des cancers guide les bataillons,
Et de lazzis heureux égayant la pensée,
Voit dans son hôpital revivre le lycée.

Faut-il aux bancs déserts de leurs cirques étroits
Y relancer Cloquet, Berard ou Paul Dubois?
Ma verve que parfois leur éloquence opprime,
Trouverait aisément une mordante rime;
Mais l'École enhardie à leur témérité,
Répond, qu'elle leur doit un lustre mérité;
Qu'en eux de l'avenir repose l'espérance;
Qu'ils sont les perroquets les mieux appris de France,
Et que pour criailler en public quatre fois
Ils n'émargent, hélas! que mille francs par mois!

Et voilà vos héros; oui, voilà cette École,
Dont au moins la moitié, fille du monopole,
Monopolise encor d'un air patriarcal,
Et prétend régenter le monde médical,
Vide d'enseignement, prodigue de parades,
Rachetant à regret ses élans rétrogrades,
Prête à sacrifier l'aurore de beaux jours,
Et prête à renier sa gloire : le Concours!

Mais vous le subirez, héros de coterie;
Vous subirez le siècle, il s'avance, il vous crie :
Encor quelques saisons, peut-être quelques ans,
On verra s'élargir vos cadres fainéants;
Vous-même on vous verra de vos mains suicides
Aux inutilités ouvrir les invalides;
Et, nommés pour cinq ans, vos professeurs nouveaux,
Jeunes, des longs progrès renouer les anneaux;
Vieux, aux étudiants que leur zèle interroge,
Accorder le bonnet ou refuser la toge;
Mais jamais revêtus de ce double pouvoir,
Jamais maîtres d'étude et juges du savoir.
Vous subirez encor, j'ai foi dans ma parole,
Dût de votre gousset s'échapper quelque obole,
Des collègues nombreux ou des adjoints payés,
Qui, d'un libre public librement défrayés,
Sauront, en lui rendant la science moins fière,
Combler un déficit et remplir une chaire.
Et les forums nouveaux, et les enseignements
Que Double promettait à nos départements [21],

BIBLIOTHEQUE ROYALE I

Que votre jalousie accablait d'anathèmes,
Et qu'Orfila toisait de ses dédains suprêmes;
Les jurys d'examens de vos jurys tarés
Remplaçants électifs, oui vous les subirez,
Sinon de vos abus l'élève tiendra compte,
Et s'il ne peut en prendre une vengeance prompte,
La justice infaillible aux pas fermes et lents
Bientôt saura punir vos refus insolents;
Au glaive menaçant qu'un cheveu seul arrête,
Vous tenterez en vain d'arracher votre tête,
Et sur un sol où rien ne peut vous soutenir,
Votre chute imminente égaiera l'avenir.

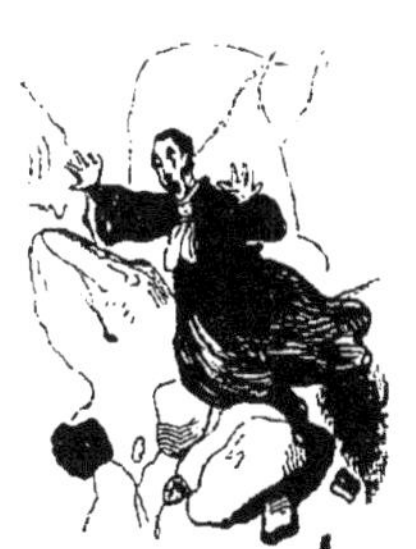

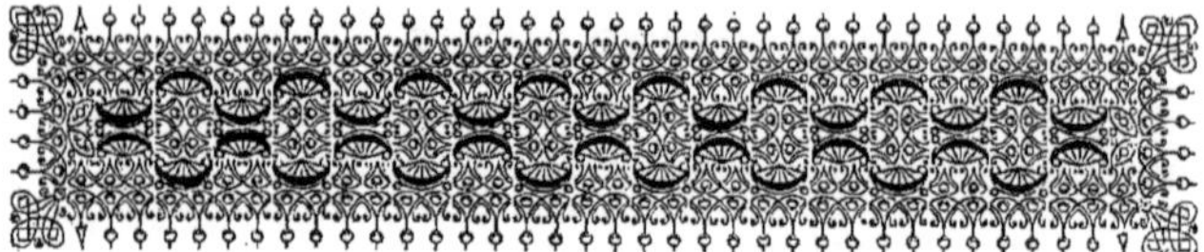

NOTES

DE LA DEUXIÈME SATIRE.

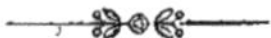

1. Qu'on nous passe cet anachronisme; la satire sur l'*École* a paru bien avant l'*Orfilaïde*, mais la réimpression de cette satire, une de celles qui étaient épuisées, nous a permis de faire cet emprunt *à posteriori*. (Note du deuxième tirage de la première édition.)

2. L'École de chirurgie était alors à l'hôtel Saint-Côme, où se trouve aujourd'hui la Faculté de médecine.

3. C'est dans la rue de la Bucherie qu'était la Faculté de médecine.

4. Toutes les écoles furent fermées en 1793.

5. Loi du 14 frimaire an IV.

6. Décret du 17 mars 1808, art. 76.

7. Ordonnance du 29 février 1815, qui supprime le concours; le ministre signataire est M. Royer-Collard.

8. Ordonnance de dissolution de l'École (1822).

9. MM. Broussais et Magendie.

10. Nous ne jugeons ici ces messieurs que comme hommes de doctrine.

11. Historique; M. Broussais a bien des fois menacé l'École de son bâton en passant devant la porte, suivi d'une jeunesse enthousiaste.

12. Baillou, surnommé l'Hippocrate français.

13. Toute la fortune de M. Fouquier a pour base son mémoire sur la *noix vomique*.

14. *Traité des fièvres*, de M. Chomel, publié en 1825.

15. *Traité de la fièvre typhoïde* (1834); M. Chomel y a localisé toutes les fièvres dans les glandes de Peyer, après s'être montré l'adversaire de la localisation des fièvres dans son traité de 1825.

16. Pour de plus longs détails sur M. Orfila, voyez la cinquième satire.

17. M. Richerand était professeur de médecine opératoire; ses cours étaient fort peu suivis.

18. Le style des ouvrages de M. Richerand est correct et élégant.

19. Bordeu, célèbre médecin.

20. Daubenton, naturaliste renommé.

21. On peut voir dans la *Gazette des Hôpitaux* (1853-1854) quelle tempête l'École souleva au sein de l'Académie lorsqu'il fallut discuter la création de trois nouvelles écoles que M. Double, dans son projet de loi sur la réorganisation médicale, proposait d'établir dans nos principales villes. Jamais le scandale n'avait été poussé si loin. L'École voulait même forcer l'Académie à revenir sur son vote.

TROISIÈME SATIRE.

Pourquoi faut-il qu'il nomme?
Attaquer Chapelain! ah! c'est un si bon homme!

(BOILEAU.)

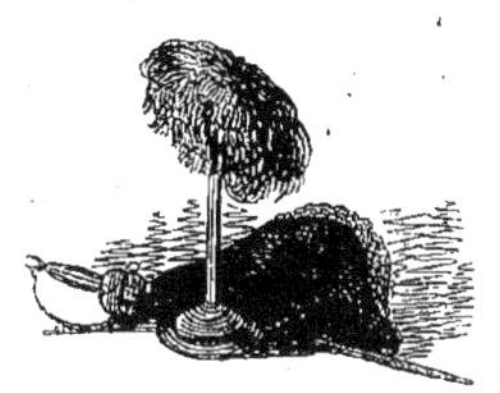

L'ACADÉMIE.

Descendons des hauteurs de l'austère satire;
Prenons en badinant l'académique lyre,
Némésis; dans ces lieux de grotesque embarras
Le fouet sanglant et dur ne nous conviendrait pas.

Remplaçons-le plutôt par la vive férule ;
L'odieux est ici voisin du ridicule,
Et qu'on prenne la page ou tourne le verset,
Sur l'un s'écrit Mérat, sur l'autre Pariset....
Pariset, bel esprit et renommée étrange,
Du renard et de l'aigle indicible mélange,
Magma pétri d'orgueil et de simplicité,
La Fontaine de ruse et de dextérité;
Secrétaire imposé par un roi légitime,
Du cordon sanitaire opulente victime,
Ignare en Hippocrate et savant en pouvoir,
Et de tout corbillard Vicq-d'Azyr [1] à tiroir.

Qu'il était beau le jour où, l'esprit en balance,
D'Andral et de Chervin il calculait la chance [2] !
Mais lorsque sur son front *le funèbre écrivain*
Sentit comme un marteau tomber ce nom : Chervin !

Une affreuse pâleur trois fois sur son visage
De son jaune orangé dissipa le nuage;
Trois fois sur son fauteuil, qu'on aurait dû sceller,
Du poids de tout son corps on le vit chanceler.
Toujours sans passion, toujours inébranlable,
Face à face s'assied son rival redoutable;
Là, glorieux vainqueur de la contagion,
Sa force des combats attend l'occasion;
Tel on l'a vu jadis sur de lointains rivages
Dépenser sa fortune en longs pélerinages;
Tel, lorsqu'à son retour, de tous ses documents
Il court à l'Institut livrer les monuments,
L'Institut étonné, par un vote unanime,
Du grand prix Monthyon lui décerne la prime;
Tel, Barême nouveau, sa science répond
Aux calculs hasardés de Ségur-Dupeyron [3];
Tel enfin au retour de l'Espagne fiévreuse,
De Louis, de Trousseau campagne malheureuse,
L'arène médicale a soudain retenti
Des singularités d'un double démenti [4].

Ah! s'ils se répétaient, à notre Académie
Des contrastes pareils donneraient de la vie;
Peut-être verrait-on d'un chaleureux débat,
Grâce à quelques Chervin, se réfléchir l'éclat.
Que deviendrait alors notre vaine satire?
Trouvant dans Pariset tout l'esprit de l'empire,
L'ancienne Académie assise à ses côtés
Nous paraîtrait alors riche de pauvretés;
Témoin cette séance auguste et solennelle,
Où, prodiguant à flots sa louange éternelle,
Naguère il a sans fruit, sur un lourd piédestal,
Tenté de réchauffer les cendres de Portal [5];
Où l'obscur Renauldin, d'un ennui méritoire
A deux heures durant fait bâiller l'auditoire,
Et ressassant à froid de froids procès-verbaux,
En a d'un vain effort tourmenté les zéros!

Quels travaux, en effet, et quelle Académie!
Ombres des Mareschal et des La Peyronie [6],

Vous tous Louis, Faget, Foubert, Petit, Quesnay,
Garengeot et Ledran, Hévin et Duvernay [7],
De honte et de douleur voilez votre visage;
Voilà l'Académie à l'imposante image
Qu'à votre Académie on désigna pour sœur;
Où Portal vous élut à tous un successeur!
Choisissez donc vos fils en cet amas profane,
Bagneris, Bouvenot, Aulagnier, Moringlane,
Abraham, Bouriat, Geoffroy, Maret, Horeau,
Renoult, Guiart, Dizé, Mitouart, Gratereau!!!
De ces illustres noms au cliquetis étrange
Qui connaîtrait sans nous le bizarre mélange?
Soyez encor surpris qu'un cloaque pareil
Jamais n'ait vu briller un rayon de soleil?
Qui donc y porterait et le souffle et la vie?
Broussais, Guersant, Rayer, Serres et Magendie,
Dupuytren, Marjolin, Duméril, Récamier,
En laissent à loisir s'éteindre le foyer;
Et si quelques adjoints, d'un charitable zèle,
N'en faisaient au hasard jaillir une étincelle;

Au cerveau rétréci du fougueux Deslongchamps
Si Planche et Robiquet n'opposaient leur bon sens;
Si Bouillaud et Rochoux, brûlants d'indépendance,
A quarante ventrus n'imposaient le silence;
S'il fallait répéter du frêle Villermay
Les reproches jaloux qu'il adresse à Boullay;
S'il fallait signaler tout orateur maussade,
Et comprendre Castel, et traduire Salmade;
Au babil cadencé du riant Collineau
Opposer la faconde et le nerf de Velpeau;
Cet ennuyeux travail glacerait notre plume.
Il vaudrait mieux cent fois relire le volume
Dont notre Académie en dix ans de travail
Médita le fatras comme un épouvantail;
Ou, docile à compter sur l'ordre de lecture,
Des rapports d'Adelon composer sa pâture,
Et sur les bancs déserts, consumé de ferveur,
Attendre quinze mois un tour dit de faveur.
Il vaudrait mieux encor, famélique de gloire,
Sur leurs sujets de prix écrire un long mémoire;

Dût-on lutter tout seul, et remporter ces prix
Qu'ont dédaignés dix ans la province et Paris ;
Dût-on, en lauréat de nouvelle fabrique,
Endosser, pour cueillir la palme académique,
Le costume brodé, le burlesque chapeau
Dont Marc a sans pitié travesti le Bureau [8].

Toi qui n'as point appris de Baffos à te taire,
Des COMITÉS SECRETS divulguant le mystère,
Némésis, conte-nous par qui fut exhumé
Le ridicule frac, le tricorne emplumé :
« En costume vert-d'eau, des princes idolâtre,
Naguères chez son roi déjeûnait l'archiâtre [9] ;
Un fils de la maison, du surnom d'artichaut
En riant aux éclats l'apostrophe tout haut.
De ce mot malheureux l'indigeste épigramme
Trouble son déjeûner ; il jure au fond de l'âme

De changer son costume; et chez Berchuz [10] d'un bond
S'en va désopiler son courroux vagabond.
Là, des dessins d'habits qu'à la hâte il ramasse
Il forme sous son bras une énorme liasse,
Et, ployant sous le faix, suant et sang et eau,
Au conseil qu'il préside [11] apporte son rouleau :
« Amis, lorsqu'au château le retour de l'année
« D'une royale main nous promet la poignée;
« Au sein des courtisans de cordons chamarrés,
« Irons-nous hasarder des pas mal assurés?
« Et, lisant le dédain sur toutes les figures,
« Par notre noir rapé provoquer les injures?
« Ah! pour qu'à l'avenir des huissiers mal appris
« Ne nous annoncent plus d'une voix de mépris,
« Des grands corps de l'état adoptant la coutume,
« Changeons plutôt cent fois de couleur, de costume;
« J'ai de quoi satisfaire à des vœux exigeants,
« Voyez : la forme est neuve et les prix engageants;
« Trompons des envieux la malice cruelle. »
Et du double rouleau détachant la ficelle,

Il déploie aux regards de son sizain d'amis
Les dessins que Berchuz dans ses mains a remis.

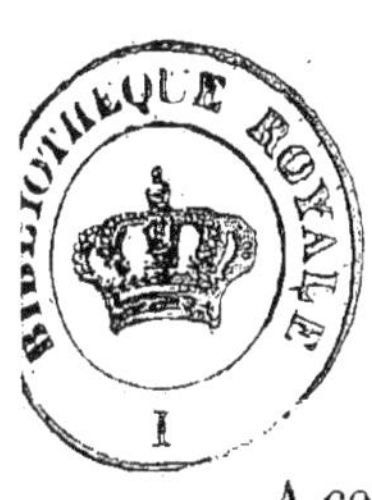

A cet amas confus d'or, d'argent et de soie,
Le conseil tout entier poussa des cris de joie;
Mérat en tressaillit, Renauldin en trembla;
L'ivresse se peignit dans les yeux d'Orfila;
Pariset, l'étreignant d'une accolade ardente,
Fit tomber sur sa joue une larme brûlante...
Mais, s'écria l'un d'eux, ayons garde aux sifflets :
Qui fera des journaux taire les quolibets?...
Les journaux, il est vrai, dit Marc d'un ton maussade,
Sont chose bien fâcheuse à la fois et bien fade;
Tout prête à moquerie à leur malignité;
La LANCETTE a surtout un ton bien effronté.
Mais vienne le tricorne et paraisse l'épée,
Et ma juste vengeance y serait bien trompée

Si je ne refoulais dans le gosier des sots
Le rire impertinent, les insolents propos.

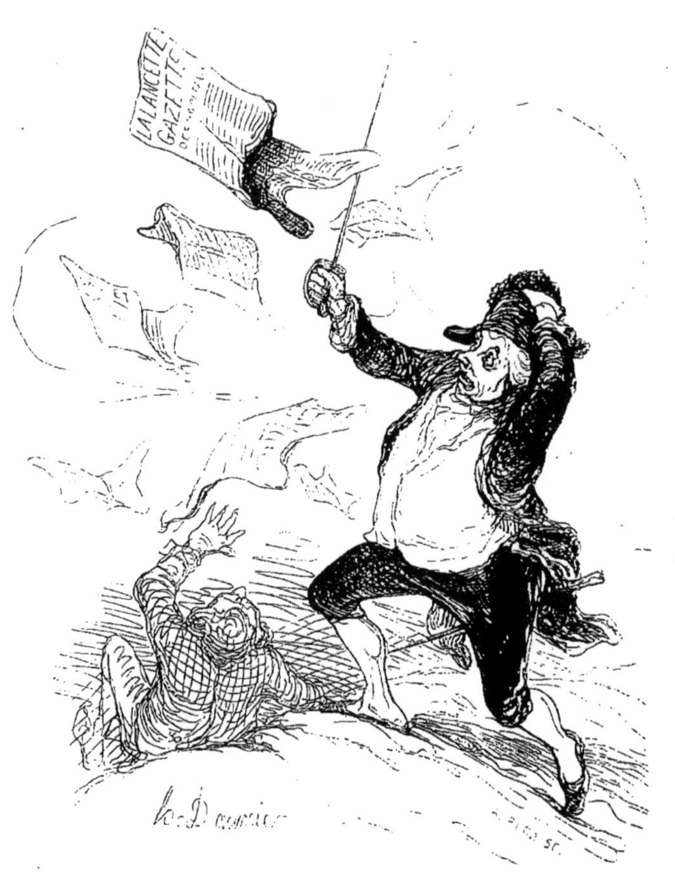

Le frac fut adopté, sans peine on le devine :
Du costume telle est la burlesque origine ;
Dès lors de l'archiâtre au magnifique habit
Les rires ont cessé de troubler l'appétit ;
Plus de vert artichaut qui d'une bouche injuste
Fasse jaillir parfois une épigramme auguste ;
La LANCETTE elle-même a perdu ses échos,
Et sous son édredon Marc digère en repos.

Mais un soin plus pressant désormais nous attire ;
Il faut d'un trait plus vif armer notre satire ;
Et sur ces immortels, et sans ordre et sans art,
Un instant, Némésis, promener ton regard.
Trois heures ont sonné ; de l'enceinte déserte
Les bancs sont dégarnis : la séance est ouverte…
Pariset tousse et crache, et d'un ton sépulcral
Lit au milieu du bruit son long procès-verbal.

Épictète-Rochoux a nié l'éclectisme;
Castel pousse un cri : Mort au physiologisme!
Qu'il vive, dit Bouillaud; du bien qu'il fit surgir
Quand le monde applaudit, est-ce à nous de rougir?
Un murmure flatteur accueille ces paroles.

Mais, à d'autres acteurs créant de nouveaux rôles,
De rapports au hasard choisissons un trio.
Voici d'abord venir les pois-Frigerio,
Dont Gueneau le mystique, au cœur de sacristie,
Étale avec orgueil la polypharmacie;
Au rapporteur qui voit tomber sa motion
L'auteur montre en riant son *bill d'invention* [12].

Dans l'enceinte aussitôt éclate un nouveau schisme :
Maingault vient de jeter le gant au Magnétisme;

Il veut qu'on se prononce et dispute au carton
Le rapport que trois ans laissa dormir Husson,
Et que Dubois-d'Amiens de sa plume caustique
N'a livré qu'en lambeaux au choc académique.
Mais comment discuter? C'était bien entendu,
Dit Gueneau, ce rapport n'est qu'un compte-rendu [13].
Adelon applaudit, l'austère Husson lui-même
Accepte en rougissant ce bizarre baptême.
Aussi, pour notre part, dussions-nous désormais
Lire le mot RAPPORT écrit à la Landais [14],
Nous saurions qu'en dépit du malin Desgenettes,
Le mot rapport n'est bon qu'à mettre aux oubliettes;
Qu'il faut sans hésiter, laissant le texte écrit,
Abandonner la lettre et traduire l'esprit.

Cependant, escorté d'une triple éloquence [15],
Notre dernier rapport se déploie et s'avance ;

La biscote au cri sec dont Mérat est fourni
S'y baptise à son tour du nom *pain-gricini;*
De farine et d'œufs frais mélange comfortable
Que tout convalescent doit placer sur sa table.
Mérat en a mangé, chacun à l'unisson
Se hâte à dévorer ce que Mérat dit bon;
Et, grâce au franc-manger de notre Académie,
La foule se dirige à la boulangerie.

Cet important travail à peine est terminé
Que par le président un signal est donné;
Ministre du budget que Mérat dissémine,
Déjà de bancs en bancs Lamotte [16] s'achemine;
Et chaque titulaire aux appétits gloutons
Pour prix de longs sommeils absorbe dix jetons.
Parfois l'adjoint honteux dans ses poches muettes
Sent tomber au hasard un Philippe à facettes;

Mais ces rares faveurs à qui ne peut voter
Au prix de longs rapports se doivent acheter.
De l'altier Dupuytren qu'avec bonheur il charge,
Le successeur, Lisfranc, entre, sourit, émarge;
La parole irritante et le poing en arrêt,
Aux concours de l'École il descend à regret;
D'un ton impérieux reproche à sa patrie
Son injuste dédain pour la géométrie,
Et semble en appeler à l'univers surpris
D'un concours où l'intrigue a si souvent le prix.

Ainsi qu'une Phryné surprise dans sa couche,
Double sourit plus loin des yeux et de la bouche;
Il rêve des succès, et se balance au bruit
Que ses derniers rapports dans le monde ont produit;
D'un avenir lointain envahissant les pages,
Sa gloire s'y dessine en nombreuses images;

Et, soit qu'on organise en un monde nouveau
Le monde médical si rebelle au niveau;
Ou d'un autre fléau que craignant la furie
Tremble pour ses jetons une autre Académie;
Double, rapporteur-né qui chez nos fils vivra,
De rapports en rapports à jamais grandira.

Esquirol près de lui, vif d'esprit, de finesse,
Jetant sur le passé des yeux pleins de tristesse,
Et des choses d'en bas narguant les tourbillons,
De ses aliénés peint les illusions.
Ribes silencieux, écoute, anatomise
Quelque attrayant récit de l'aimable Parise;
Et l'accoucheur Évrat, dans les salons vanté,
De ses formes d'Hercule étale la beauté.
Roux, debout et pensif, médite des sutures;
De ses habiles doigts fait mouvoir les jointures;

Roux, en qui de tout temps tout fut agilité,
Et tout fut bonne foi, jusqu'à la vanité.
Là *Kaïnça*-François [17], à parole sucrée,
Serre en passant la main à Bally-*Cholladrée*.
Louis à la voix brusque, au lugubre regard,
De ses additions méditant le hasard,
Ote ou met des zéros, chiffre sa médecine,
Et Chomel applaudit de sa voix pateline.
Cornac au franc parler, au raide jugement,
En vain cherche à convaincre Adelon-réglement.
Comme un ange de mort pleurant sa déchéance,
Richerand, furieux, brille par son absence [18].
Desgenette à Percy paie un tribut sacré;
Il l'appelle grand homme et sourit à Larrey;
Larrey, fils de l'empire, immobile de grâce,
Qu'en ondoyans replis sa chevelure enchâsse.
Sanson, d'un air distrait, se demande tout bas,
Par quel destin jaloux et qu'il ne comprend pas,
Sa TAILLE [19] que la France injustement oublie
Dans les mains de Vacca l'illustre en Italie.

Dirai-je pour finir le sémillant Itard,
Le superbe Delens, Démosthènes-Nacquart,
Capuron l'incisif, Villeneuve le sage
Dont un dernier concours fit saillir le courage [20];
Deneux révélateur du mensonge officiel [21],
D'Orfila, de Guizot cauchemar éternel!
Dubois père, qui prend l'intrigue pour la gloire;
Dubois fils tout meurtri de sa grande victoire;
Moreau de souvenirs artiste consommé,
Des plus minces débats aminci résumé!
Est-ce assez, Némésis? Oui, si je ne m'abuse.
Mais si de quelque oubli pourtant on nous accuse,
Toujours prête à tracer de caustiques portraits,
Dans ton prudent carquois garde encor quelques traits.

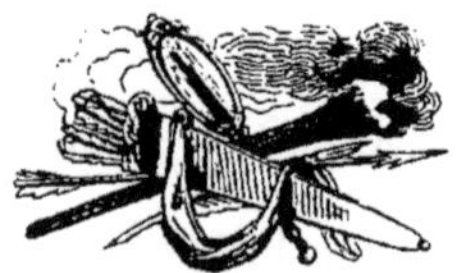

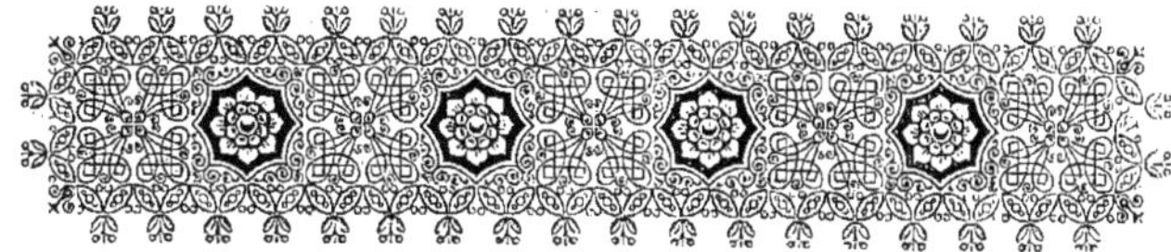

NOTES

DE LA TROISIÈME SATIRE.

1. Vicq-d'Azyr était secrétaire et orateur de l'ancienne Société royale de médecine.

2. Il s'agissait de l'élection comme titulaire à l'Académie de médecine; M. Andral était déjà membre-adjoint. Le parti contagioniste jetait feu et flammes contre M. Chervin.

3. M. Chervin a répondu victorieusement aux chiffres et aux arguments de ce partisan officiel des quarantaines.

4. A la suite de leur mission en Espagne pour observer la fièvre jaune, MM. Louis et Trousseau, unis d'abord contre M. Chervin, forcés par les

publications de ce dernier, finirent par se donner mutuellement des démentis. En cela M. Trousseau eut au moins le mérite de la franchise.

5. M. Pariset venait de prononcer l'éloge de Portal dans une séance publique de l'Académie de médecine.

6. Fondateurs de l'ancienne Académie de chirurgie.

7. Membres de l'ancienne Académie de chirurgie.

8. Le *Bureau* de l'Académie de médecine; les trois membres qui le composent étaient en costume dans la dernière séance.

9. Nom donné dans quelques cours du nord au premier médecin du roi. Tout est historique dans l'anecdote du costume.

10. Célèbre tailleur.

11. Le conseil d'administration; M. Marc, à cette époque, était président de l'Académie. La mort l'a enlevé depuis; ce n'était pas une raison pour priver Némésis d'une plaisante anecdote.

12. Les pois à cautères de M. Frigerio se composent d'une quinzaine de substances; il a pris depuis un brevet d'invention.

13. Historique.

14. Auteur du *Dictionnaire des Dictionnaires*, dont chaque livraison porte en tête une lettre d'une grandeur démesurée.

15. On nomme ordinairement trois commissaires pour tout rapport.

16. Garçon de bureau de l'Académie.

17. M. François a vanté la Kainça contre le choléra, que M. Bally a proposé d'appeler *Cholladrée*.

18. M. Richerand n'avait pas reparu à l'Académie depuis la nomination, par ordonnance, de M. Pariset à la place de secrétaire-perpétuel.

19. Taille recto-vésicale

20. Concours pour la chaire d'accouchement où M. P. Dubois a eu pour lui la majorité du jury et les sifflets de l'auditoire.

21. MM. Orfila et Guizot ont répondu à M. Deneux réclamant sa place à l'École, qu'elle avait appartenu à M. Pelletan père ; or, M. Pelletan était mort un an auparavant ! ! !

QUATRIÈME SATIRE.

Quæque ipse miserrima vidi.

VIRG.

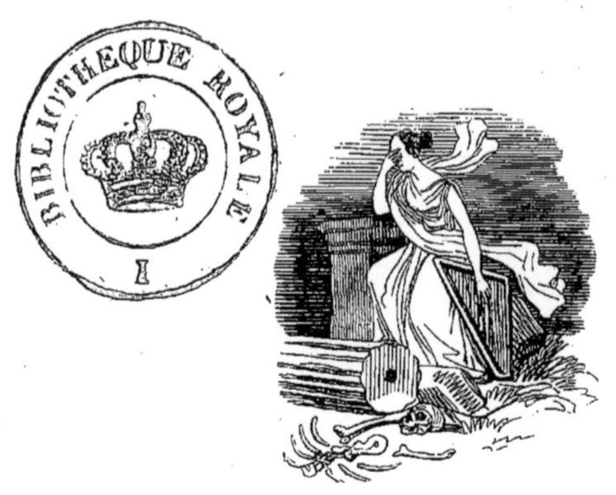

SOUVENIRS DU CHOLÉRA-MORBUS.

A quel temps de douleur vais-je, hélas! m'inspirer!
Du deuil universel je me sens pénétrer;
Et sensible à ma voix, émue à mes alarmes,
Némésis elle-même a répandu des larmes.

Comment ne pas pleurer dans nos murs consternés,
Sur vingt mille habitants en vingt jours moissonnés,
Sur ces tristes débris d'immenses hécatombes,
Sur ces monceaux de morts dont regorgent nos tombes?
Médecins, dans mon cœur saisi d'un saint respect,
Mon sang vivifié tressaille à votre aspect;
Vous pour qui le public s'est fait une habitude
Du dédain, de l'injure et de l'ingratitude;
Nuit et jour au chevet d'un malade expirant,
Humant du choléra le souffle dévorant,
On vous vit défier sa menaçante approche;
Bayards incuirassés, sans peur et sans reproche,
Par votre dévoûment et votre autorité
Vous avez rassuré le peuple épouvanté.
Prompts à jeter vos corps en gage de bataille,
Vous n'aviez pas alors l'espoir d'une médaille,
Dont les dix francs de bronze ont honoré plus tard
La prudence gantée et le zèle en retard;
Tandis qu'on la refuse à l'homme à main hardie
Qui dans nos hôpitaux interrogea la vie,

Interrogea la mort; qui du soir au matin
Courbé sur le scalpel, d'un désordre intestin,
Ardent à corriger sa science fautive,
Cherchait dans le trépas la trace fugitive.

Aux sables africains l'Osmanlis qui se perd
Détrousserait plutôt l'Arabe du désert,
Qu'on ne pourrait t'atteindre en tes métamorphoses,
Titan insidieux, Protée aux mille poses.
Ardent à dévorer un nouvel horizon
Ta bouche impatiente écume de poison;
Moscou tombe; et Berlin et Pétersbourg et Vienne
Se débattent mourants sous ta griffe d'hyène;
Londres t'a reconnu pour le dieu du trépas.
Partout en liberté voyant errer tes pas,
Quand l'Europe succombe au venin qui la tue,
Que des aigles du nord l'audace est abattue,

Un Moreau de Jonnès dont le front soucieux
N'oserait affronter ton regard furieux,
Voudrait sur un torrent à cascade emportée
D'une débile main bâtir une jetée;
Emprisonner sans fin dans un étroit *cordon*[1]
Le coursier indompté qui court à l'abandon,
Et séquestrant Paris d'une immense ruine,
Purger au lazaret la vengeance divine!
Hélas! de quel espoir se berce l'insensé!
A travers lazarets et cordons élancé,
Transporté par les vents sur l'aile des nuages,
Le monstre tôt ou tard nous gardait ses ravages.
Paris épouvanté l'aperçut un matin;
Au feu de ses regards il comprit son destin.
Tel aux sombres forêts de Siam, du Bengale,
Le tigre à l'œil ardent, à la marche inégale,
Rampe et se dissimule, et d'un rapide bond
Écrase en retombant l'Indien vagabond;
Le boa constrictor de son souffle homicide
Aspire et glace ainsi la colombe timide.

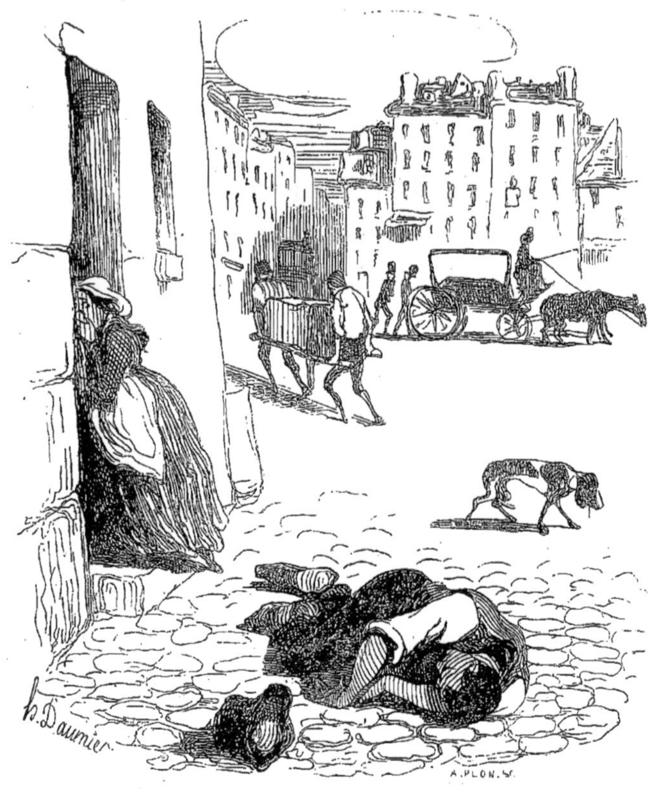

Ah! sans l'heureux secours des mille démentis[2]!
Contre tous les Jonnès de tous côtés partis,
Une heure de soupçon, de doute ou de silence
Eût centuplé du mal l'horrible violence.

Paris, galvanisé de rapides terreurs,
De la triste Marseille effaçait les horreurs.
Là le fils sans pitié déserte son vieux père [3];
La fille au lit de mort appelle en vain sa mère;
On voit époux, parents, d'un mutuel effroi
De la nature en deuil méconnaître la loi;
Fuir le seuil où la peste, impalpable Protée,
Dans les plis d'un manteau de mer en mer portée,
Et débarquant d'Asie au centre d'un turban,
Se cache sous un nœud, glisse sous un ruban;
Où toujours en émoi, l'œil hagard et farouche,
L'homme sain ose à peine approcher de sa bouche
Le mets simple et grossier qu'une innocente main
A son insu peut-être a frappé de venin!
A-t-on vu dans Paris nos grèves encombrées
De corps putréfiés dont les chairs dévorées
Sous des milliers de vers s'agitent en tout sens
Et de leurs soubresauts font frémir les passants [4]!
A-t-on vu des mourants avant la sépulture
De leurs chiens affamés devenir la pâture [5];

Et d'horribles filets, du fleuve aux cent détours
Ont-ils dû de nos temps débarrasser le cours [6] !
Repoussons loin de nous une affreuse croyance;
De ces scènes d'effroi délivrons notre France;
Peuples, éclairez-vous; que tous les imposteurs,
Que tous les ignorants à présages menteurs
Sachent à l'avenir ou s'instruire ou se taire;
Chervin, par sa constance active et salutaire,
A travaillé trente ans à corriger la loi,
Et martyr de sa cause a changé notre foi [7].

Cependant du fléau qui grandit et s'élance,
A peine un vague bruit a trahi la présence,
Que d'échos en échos ce bruit vague emporté
Frappe et soulève au loin le peuple épouvanté.
Mais, eût dit autrefois l'homme à riche demeure,
Que dans son abandon le pauvre vive ou meure,

Qu'importe! sans admettre un seul jour de retard,
Fuyons VITE, allons LOIN, et revenons bien TARD [8]!
De nos jours la fortune est d'un meilleur exemple,
Et la peur, à Paris, n'a point trouvé de temple;
Que d'hommes généreux peuvent être cités!
Survivant aux périls qu'ils n'ont point désertés,
Les noms des médecins m'arrivent par centaines,
Et de leur dévoûment mes pages seraient pleines.
Je me tais malgré moi... puis-je les nommer tous!

En ces jours malheureux a brillé parmi nous,
Au premier rang brillé notre ardente jeunesse,
Tel dont la pauvreté refuse avec noblesse
Le prix de son danger, le prix de sa sueur,
Ne trouve pas son nom inscrit au *Moniteur!*
Oui, dans le *Moniteur* sont omis par centaines
Tous les étudiants à vertus surhumaines,

Qui dans les hôpitaux par leur zèle appelés,
Au char de la douleur nuit et jour attelés,
Fiers de leur dévoûment, ignorants des intrigues,
De ces jours désastreux n'ont eu que les fatigues;
Généreux jeunes gens, Belzunces de Paris,
Du courage civil vous méritiez le prix ;
De nos jours cependant notre France oublieuse
Ne pouvait vous promettre une mort glorieuse ;
Dans un lointain village où pour prix de vos soins
Vous alliez succomber sans gloire et sans témoins,
Loin de tous vos parents, votre obscure poussière
N'avait pour reposer qu'un obscur cimetière.
Point d'honneur, de ruban, d'éloge d'apparat;
Morts ou prêts à mourir pour un pays ingrat,
En tisons de discorde, en officiers d'émeute [9],
Gisquet reconnaissant vous désigne à sa meute;
Gisquet qui de rancune et de zèle niais,
Pourvoyeur acharné des haines du palais,
Du mot d'empoisonneur a sali nos murailles [10]
Et trempé dans le sang ses honteuses médailles;

Des plus anciens édits exhumant le poison,
En juin il nous ordonne à tous la trahison [11];
Insensé, penses-tu fatiguer de ta haine
Nos Gervais, nos Tessier, nos Berryer-Desfontaine;
Dans tes vastes caveaux enfermés en détail,
Ils y retrouveront Carrel, Marrast, Raspaïl.

Ainsi furent omis en ces capitulaires
Les noms long-temps connus des docteurs militaires;
Avec Cornac, Poirson, Broussais fils rejeté,
Vit à peine son père au *Moniteur* cité!

Dirai-je du pouvoir toutes les injustices!
Trois journaux ont rendu de signalés services [12];
Dans tous les hôpitaux leurs zélés rédacteurs
Ont recueilli les faits dont manquaient les lecteurs.

Ils ont six mois durant en face de la France
D'un fatigant labeur triplé la tâche immense;
Et trois fois la semaine à de nombreux *bureaux* [13]
Gratuitement transmis d'onéreux numéros.
Cependant la médaille à figure bronzée
Par un pouvoir jaloux leur sera refusée;
Heureux que ce dédain inconcevable encor
Leur vaille à l'Institut une médaille d'or!

Et tous les infirmiers aux pénibles journées,
Oublieux de la peine, oublieux des années,
Dont l'immonde sueur trempait les cheveux gris
Et ruisselait à flots sur leurs flancs amaigris;
De tous nos carrefours assiégeant les demeures,
Qui la bière à la main ont travaillé vingt heures;
Qui vingt heures durant d'une eau froide altérés,
Dévoraient un pain noir... les a-t-on décorés?

Et ces femmes enfin de mémoire pieuse
Dont on connaît l'ardeur noble et religieuse,
Qui sur pied nuit et jour ont dévoué leur main
Aux fatigues du corps, aux dégoûts du bassin;
Cette sœur d'hôpital, sourde à toute prière,
Qui couronna si bien sa sublime carrière,
Jura d'être fidèle au poste du devoir,
Qu'on emporta mourante et qui mourut le soir [14]...
Cette femme de bien, ce martyr qui succombe,
De ce bronze en médaille a-t-on paré sa tombe?
Ou du peuple en émoi ce bronze est-il transmis
Pour payer des valets, honorer des commis?

Avec moins de rigueur, avec moins d'injustices
Le pouvoir a du moins payé d'autres services,
Et votre ruban rouge était de bon aloi,
Sandras, Londe, Allibert, Dalmas, Boismont et Foy [15];

Varsovie applaudit à votre récompense.
Mais où trouveront-ils de la reconnaissance,
Vos frères de voyage au déplorable sort,
Jacques et Legallois dont vous pleurez la mort?
Dance, pauvre et modeste, ardent à la tranchée,
A vu d'un trait pareil sa carrière tranchée;
Leroux, jeune de cœur, de près d'un siècle vieux,
A payé son tribut au trépas envieux;
Potain au sein de Metz, à Palaiseau Morère,
Et tant d'autres encor dont la mémoire est chère,
A l'œuvre ont succombé... Leurs fils déshérités,
Que la Grèce eût jadis noblement adoptés,
Après cinq ans d'étude et de dur sacrifice
Païront ou leur patente ou leur droit d'exercice!...

Ah! cent fois plus heureux dans leur hardi trépas,
Les guerriers dont la gloire a marqué tous les pas;

A leur noble courage applaudit la patrie,
Et pour eux les échos n'ont point de raillerie.
Vous donc, qui quelquefois d'un langage moqueur
Attristez notre esprit et froissez notre cœur,
Du courage passif, de la vertu civile
Croyez-vous avoir fait l'apprentissage utile,
Connu tous nos dangers, non moins que nos douleurs,
Et d'une épidémie appris tous les malheurs?
Descendez avec moi sur le champ de bataille,
Hommes froids et légers, vous dont l'esprit nous raille;
Venez, des hôpitaux en ces jours désolés
Les plus tristes secrets vous seront dévoilés;
On ouvre devant vous leurs catacombes pleines :
Tous les cadavres bleus entassés par centaines,
Côte à côte alignés dans un obscur réduit,
C'est du monstre en travail l'ouvrage d'une nuit.
Oh! si transi de froid sur ces humides dalles,
De nos pestiférés vous demandez les salles;
Sur chacun des degrés du pesant escalier,
De morts et de mourants effrayant espalier,

Vous heurtez plein d'effroi les brancards qui se pressent.
Sur vos flancs malgré vous vos deux poumons s'oppressent
A voir ces lits mouvants dix fois par jour salis,
Qui dix fois sous vos yeux sont vidés et remplis.
Quel désastre et quel deuil! ah! d'y marquer sa place,
La mort, l'avide mort elle-même se lasse!!!

Voyez ce malheureux courbé sur son baquet,
Les yeux caves, vitrés, s'épuiser en hoquet;
Cet autre sans repos pousser des cris terribles;
Sur lui-même tordu par des crampes horribles,
Ses muscles contractés d'un affreux tétanos
Sur son lit ébranlé font craquer tous ses os.
De cette masse d'eau qu'il vient de boire toute,
Son rein ne reçoit pas, ne rend pas une goutte;
Et vous n'entendez plus, au pied du lit placé,
Un mot de cette voix dont le timbre est cassé.

Approchez, approchez, de cette bouche humaine
Recevez sur vos mains la haletante haleine;
Ah! que de ses poumons l'air qui s'échappe est froid;
Que sa langue est visqueuse et glace votre doigt!
Froissez donc une peau de violet fardée
Et qui garde les plis dont vous l'avez ridée;
Et cherchez vainement dans un poignet perclus
Une artère qui fuit, un pouls qui ne bat plus.
Tout en lui tout est froid, chez ce mort qui respire,
La chaleur bienfaisante a perdu son empire,
Et quand il fait revivre un corps ainsi formé
Dieu d'un souffle nouveau doit l'avoir animé.

Telle est du choléra la rage épidémique;
Encor, s'il se bornait à ce choc électrique;
En un jour, en une heure, en un instant broyé,
Heureux l'infortuné qu'il aurait foudroyé :

Mais à peine a fini la période algide,
Revêtant quelquefois un aspect typhoïde
La fièvre vient user ces membres affaissés,
Brûler ces intestins que le froid a glacés.
Le cerveau qui s'engorge, en sa triste impuissance
D'un sang noir et sans vie a trahi la présence.
Le cœur embarrassé de ce sang épaissi,
Qu'un poumon fatigué lui reporte noirci,
S'épuise à le chasser dans une aorte inerte,
Et du sérum qui fuit répare mal la perte.
De la double paupière, aux voiles chassieux,
Les bords agglutinés obscurcissent les yeux;
Une poussière sèche encombre les narines,
Le vase se remplit de bourbeuses urines,
Le délire bientôt, présage de la mort,
Égare les esprits d'un funeste transport;
Et le malade enfin, couvert de pétéchies,
Meurt les yeux convulsés et les jambes raidies.
D'autres éteints d'abord ne se réchauffent plus;
Victimes sans repos d'un effroyable flux,

BIBLIOTHÈQUE ROYALE

Leur sang jadis coulant est devenu solide,
Et de tout son sérum leur corps est resté vide.
Cet autre par l'espoir est tout-à-coup bercé;
Dans ses muscles oisifs les crampes ont cessé;
Son intestin tranquille un instant se repose;
Le calme qu'il éprouve à dormir le dispose;
Sur son triste oreiller souriant il s'endort;
Triste et fatal repos : ce calme, c'est la mort.

Si la mort ainsi trompe et fascine sa proie,
La tue avec lenteur, plus souvent la foudroie,
De ses caprices vains vous étonnerez-vous?
Adulte, enfant, vieillard, tout tombe sous ses coups.
Femme, as-tu mérité sa vengeance cruelle?
Qu'un faible enfant se pende à ta fraîche mamelle,
Ou qu'en ton jeune sein brûlant d'un premier feu
Doive grandir neuf mois l'espoir d'un double vœu;

Que de ton sang vieilli, dont Dieu change la course,
Dans tes flancs desséchés l'âge ait tari la source;
Tu meurs, ô désespoir! et ton fils survivra.
Voilà bien, dans ses jeux, l'horrible choléra!
D'un double bourg bâti sur un double rivage
Il sauve la moitié, le reste, il le ravage;
Le chien erre sans crainte au sein de la cité,
Et dans nos champs déserts le lièvre est respecté;
Mais en nos basses cours périt le porc immonde;
La vache même expire et la poule succombe [16].

De ces tristes hasards demandez la raison,
Et dans de froids débris cherchez donc un poison?
Livide, traversé de veines sinueuses,
Le cadavre est couvert d'ecchymoses vineuses;
Le froid qui l'a tué l'empêche de pourrir,
Et dispute à la mort un corps qu'il fit mourir.

Ouvrons un intestin : de nombreux follicules
Isolés, agminés, unis en pellicules,
Lui donnent, à travers des carreaux lumineux,
La rudesse et l'aspect de la peau d'un galeux [17].
Des reins, des intestins sort un sérum blanchâtre;
Au cerveau coule à peine un peu de sang noirâtre;
La vessie est vidée, on la comprime en vain;
Un sang noir, écumeux, engorge un poumon sain.
Au foie un sang noirci noircit parfois la bile;
Le cœur à ses caillots laisse un chemin facile,
Et la moelle élastique a plus de densité,
Et tout reçoit le choc et rien ne l'a porté.

Du monstre cependant le bras souillé de crimes
Laisse échapper parfois quelques rares victimes,
Et la nature et l'art n'ont pas failli toujours.
Plaignez le malheureux dont on sauva les jours :

Sur ses genoux raidis son corps vacille et vibre;
Il ne garde qu'à peine un tremblant équilibre;
Et dans toute saison thermomètre assuré,
De la chaleur, du froid, marque chaque degré,
Reçoit des éléments la secousse rapide,
Et souffre d'un temps sec, souffre d'un ciel humide.
Comme son corps, hélas! son moral a faibli;
A toute émotion le visage pâli,
De son courage ardent, de son antique zèle
Une ombre, un rien détruit la mourante étincelle.
Au bruit le plus léger qu'au loin il entendra,
Il tremble, et croit partout revoir le choléra.
Dans son cerveau durci la pensée est étreinte;
L'amitié dans son cœur n'est qu'une flamme éteinte;
En vain l'amour l'appelle à de joyeux plaisirs,
Ses esprits détendus ont glacé ses désirs.
Trop heureux si le temps, ce médecin sublime,
Apporte un peu de calme au trouble qui l'opprime!
Et vous affronteriez un visiteur pareil!....
Non, non, n'espérez rien du monstre à son réveil;

Il se rit de vos soins, joue avec votre vie.
Irez-vous l'abreuver du punch de Magendie[18],
Ou comme Récamier, d'une glaciale eau
Inonder et crisper les pores de sa peau!
Qu'importe avec Breschet que le malade sue,
Que Broussais l'abandonne à l'avide sangsue;
Qu'on humecte à longs traits son estomac ardent,
Ou lentement promène un citron sous sa dent!
Pour mieux le réchauffer, que votre main lassée
Éraille de son corps la dépouille glacée;
Ou de Petit enfin que le brûlant endos
D'un fer incandescent ait sillonné son dos!

De ces nobles essais nous gardons la mémoire;
Mais de l'épidémie avouant la victoire,
De moyens plus certains et d'un bras plus puissant
Prévenons à jamais son retour menaçant.

Au spirale élargi sur son pivot immense,
Aux pas qu'il marque à peine au midi de la France,
A sa fuite vers Arle, à son retour soudain,
Tout nous fait redouter ce terrible voisin.
Deux fois il ravagea l'océan britannique;
Il vient de visiter l'une et l'autre Amérique;
L'Espagne en a gémi dans ses brûlants climats
Où la pluie et la foudre ont précédé ses pas.
Empêche donc, grand Dieu, que d'un nouveau caprice
Le monstre nous revienne, et de nouveau franchisse
Les monts aux froids sommets, rempart trop impuissant
D'où comme une avalanche il grossit et descend.

Pour nous en délivrer assainissons nos villes;
Préparons à nos fils de salubres asiles;
Que l'ouvrier paisible à son repas du soir
Près d'une table saine enfin puisse s'asseoir.

Que de notre budget les dépenses accrues
Servent à déployer, à nettoyer nos rues;
Et vidons au plus tôt les cloaques infects,
Égoûts déshonorants, réceptacles abjects;
Les infectants foyers de la Mortellerie [19].
Guerre, guerre surtout à chaque hôtellerie;
Là, trente vagabonds de vermine rongés,
Sur un lit dégradant pêle-mêle rangés,
De leur hideux savoir déployant l'artifice,
S'instruisent dans le vol et s'infusent le vice.
Que l'impôt immoral perçu sur nos Phrynés
Serve au moins à sauver quelques infortunés;
De vos lâches agents que les conseils perfides
Cessent de les grouper dans vos prisons avides;
Point d'humides guichets, point de cachots affreux;
L'homme sans liberté n'est que trop malheureux.
Cessez de transformer de votre main pesante
En poison destructeur une liqueur puissante,
Des griffes de l'octroi délivrez le raisin;
On ne s'enivre plus quand on boit un bon vin.

Calmez, calmez aussi les haines politiques
Que nourrit le dégoût de vos terreurs paniques.
Ne vous irritez plus d'un cri de liberté;
Écoutez la justice, aimez l'humanité.
Nous, peuples, liguons-nous, mais par des ligues saintes;
Nos gouvernants alors respecteront nos plaintes;
L'abondance et la paix tûront le choléra;
Venez donc, AIDONS-NOUS, LE CIEL NOUS AIDERA.

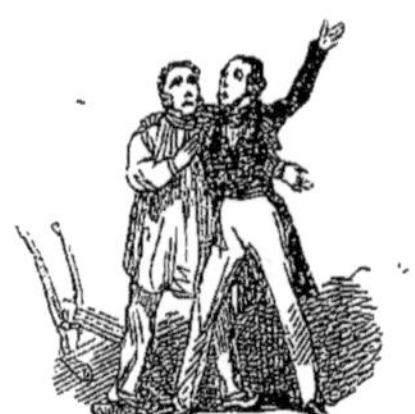

NOTES

DE LA QUATRIÈME SATIRE.

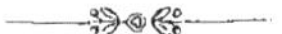

1. M. Moreau de Jonnès, partisan déclaré de la contagion, aurait voulu que l'on entourât Paris et la France de cordons sanitaires.

2. Les médecins des hôpitaux de Paris, dans le but de rassurer la population, autant que dominés par le désir de rendre hommage à la vérité, publièrent, dans les premiers jours d'avril 1832, une déclaration dans laquelle ils se prononçaient ouvertement contre l'idée de la contagion; cette déclaration produisit le meilleur effet et prévint l'abandon des malades.

3. Voir pour tous ces détails, qui sont de la plus grande exactitude, les pièces historiques sur la peste de Marseille de 1720. (Journal de Pichatty, tome Ier, page 78.)

4. « Sur *la Tourette* sont étendus depuis plus de trois semaines mille cadavres qui s'entretouchent... Ces cadavres n'ont plus aucune forme humaine... On dirait que tous leurs membres remuent, par le mouvement qu'y donnent les vers qui travaillent à les détacher.» (Pichatty, tome Ier, p. 59.)

5. *Peste de Marseille*, etc., par Papon, tome Ier, page 269.

6. Les prud'hommes furent tenus de traîner hors du port des milliers de cadavres de chiens, au moyen de tirasses de filets. (Pichatty, p. 98.)

7. En juillet 1831, le choléra ravageant le littoral de la Baltique, M. Chervin proposa au ministre de l'intérieur des expériences avec les hardes infectées des cholériques, offrant de se soumettre le premier à toutes les épreuves. (Voir *Gazette des Hôpitaux*, juillet 1831.)

8. Cede *citò*, *longinquus* abi, *serusque* reverte. Les Italiens appellent cela les pilules aux trois adverbes.

9. Discours de M. Guizot à la chambre lors de la discussion sur la convenance d'établir une école de médecine à Lyon. Il traitait les élèves de tisons de discorde, et disait qu'il ne voulait pas envoyer à Lyon des officiers d'émeute.

10. Proclamation; avril 1832. On n'a pas oublié les massacres de quelques malheureux pris pour des empoisonneurs; les médecins eux-mêmes ne furent pas à l'abri des attaques.

11. M. Gisquet a eu aussi le mérite de ressusciter l'ordonnance ou édit de 1666, qui ordonne aux médecins de dénoncer les blessés qu'ils auraient été appelés à soigner. Cette ordonnance, contre laquelle la *Gazette des Hôpitaux* fut la première à protester avec énergie, tomba sous le poids de l'indignation publique.

12. *Journal hebdomadaire, Gazette médicale, Gazette des Hôpitaux (Lancette)*. Rédacteurs, MM Bouillaud, J. Guérin, Fabre. La *Gazette des Hôpitaux* a paru jusqu'à six fois par semaine; j'en étais alors le seul rédacteur, tous les médecins et tous les élèves étant occupés ou dans les hôpitaux, ou dans les environs de Paris, ou dans les bureaux de secours. Cette triple exclusion d'une récompense civique a été d'autant plus honteuse pour le pouvoir, qu'elle a été *tout-à-fait volontaire*. Les trois noms ont été biffés par ordre.

13. Je veux parler des *Bureaux de secours*.

14. La sœur Sainte-Marie, à l'Hôtel-Dieu.

15. Tous les médecins qui sont allés étudier le choléra en Pologne n'ont pas été également récompensés ; c'est sans doute par un oubli pareil à ceux que nous avons signalés que MM. Malgaigne et Sédillot n'ont pas été placés sur la même ligne.

16. Voir, à ce sujet, les articles de la *Gazette des Hôpitaux*.

17. MM. Serres et Nonat, dans le Mémoire qu'ils ont publié sur ce sujet, comparent, pour l'aspect, l'intestin à la peau d'un galeux.

18. Ceci n'est pas une critique des moyens employés, mais un aveu de leur impuissance dans la plupart des cas graves.

19. La rue de la Mortellerie a fourni les premiers et les plus nombreux malades gravement atteints du choléra, et la mortalité a été très-considérable dans les maisons garnies où se logent en masse les ouvriers.

CINQUIÈME SATIRE.

Fouettons d'un vers sanglant ces grands hommes du jour.

GILBERT.

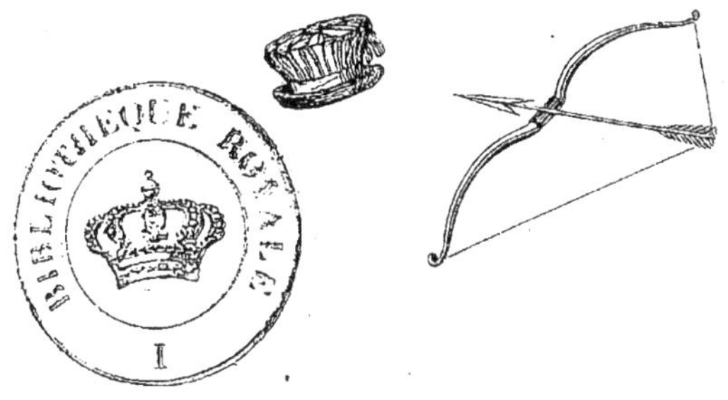

M. ORFILA.

A toi, fils adoptif, adepte énergumène
Des frelons couronnés de la grande semaine,
Qui dans le Luxembourg au solitaire seuil
A côté de Thénard enviais un fauteuil;
Exotique Amphyon, que ta voix cadencée
De Némésis ardente apaise la pensée;
Contrains-la désormais d'éteindre ses flambeaux,
De ses serpents à dard assouplis les anneaux,

Et des ongles crochus dont on arma sa griffe
Dépouille hardiment son terrible hippogriffe.
Avec ardeur déjà ton lyrique démon

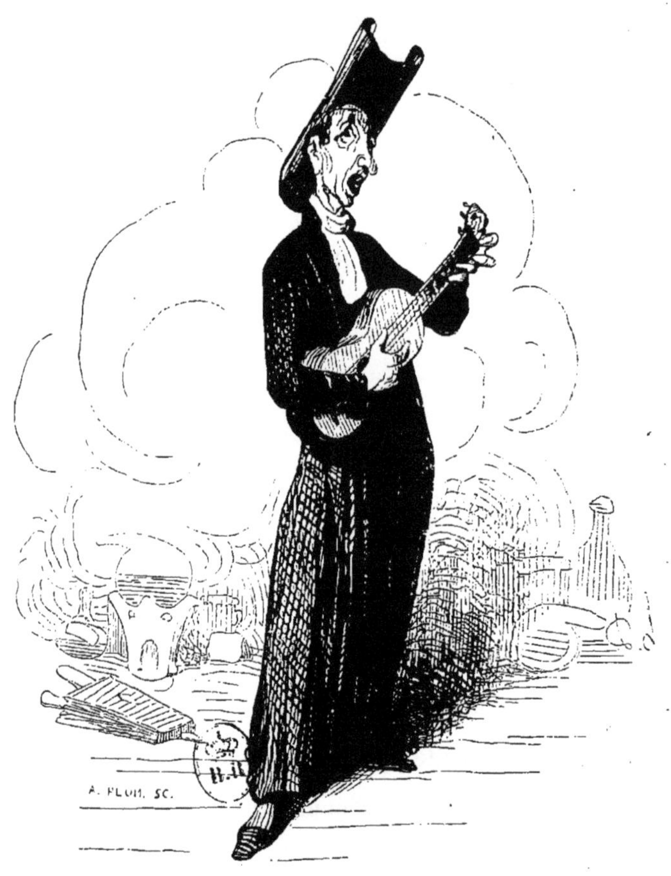

Recommence les chants qui charmaient Vaudemon[1];
A l'orchestre bruyant artistement se mêle
De son magique éclat ta voix de Philomèle;
Et de ton frais gosier dont le timbre éclairci
Se marie en dièze aux échos de Passy,
Sur mille tons divers l'harmonie opportune
De bémol en bémol assure ta fortune;
Viens, Némésis attend, viens, Orfila, suis-moi;
Viens, mon arc est tendu, ma flèche part : A toi.

Ah! quand de ton retour nourrissant l'espérance,
Ton pays t'envoyait aux écoles de France,
De l'art des Berthollet te montrait le foyer,
Et dit : Sous Vauquelin tu vas étudier,
Cultiver avec soin sa bienveillance amie,
Et changer tout mon or en savante chimie,
Pensait-on que livrée aux chances du destin
L'École un jour pour toi chasserait Vauquelin[2]!

Onze ans, souple et modeste, en des travaux faciles
Dépensant avec art des talents mercantiles,
Sans génie, il est vrai, mais d'audace animé,
Tu moissonnas un grain habilement semé;
T'ai-je alors demandé la secrète influence
Qui vers la Faculté tournait ton espérance,
Et comment tu rompis le lyrique lien
Dont faillit t'enchaîner le cyrque italien;
Quel alliage enfin, quel vernis de fabrique
D'un momus de salons fit un scribe chimique?

Ah! puisse un médecin au portique sacré,
A pied et sans appui modestement entré,
Auréoler son front et d'honneurs et de gloire;
J'applaudis hautement à sa noble victoire,
Et ne m'informe point, enviant son pavois,
Si l'accent étranger perce encor dans sa voix.

Mais toi, toi, qu'as-tu fait, et quelle œuvre sublime
De l'univers savant te mérita l'estime?
Réponds, qui t'a valu d'étourdissants succès?...
Faut-il en peu de mots instruire ton procès,
Et, Sisyphe nouveau, de mon juste reproche
Jusqu'en ta Faculté te clouer sur la roche?

Soit que sous les ciseaux dont tu l'as déchiré
Hurle péniblement Thénard défiguré;
Soit qu'avec Barruel d'un sang de femme ou d'homme
Tu penses en flairant distinguer un atôme,
Tandis qu'à tous les yeux un linge desséché,
De garance rougi, d'albumine taché,
Essayé par l'acide, à s'y tromper simule
Le sang que tu voudrais répandre sans scrupule;
Soit enfin que, du fond de ton gousset hautain,
Où tu fais résonner un opime butin,

A Raspail sans argent en tes paris frivoles
Pour gage de combat tu jettes tes pistoles;
Je ris du souvenir de tes airs glorieux.
Ah! pour neutraliser l'acide arsénieux [3],
Grâces à Lesueur, ton éloquent beau-frère,
Ce Vaugelas nouveau, si fort sur la grammaire [4],
A Bunzen, à Lassaigne espères-tu ravir
L'antidote hydraté dont il faut se servir?
Mais on a discuté ta douteuse victoire;
D'un fleuron parasite on dépouille ta gloire;
Et Rose effarouché, que tu trichais au jeu,
Sans craindre un démenti reprend son pot-au-feu [5].
On arrache en riant à ton creuset superbe
L'arsenic qu'en nos os a découvert Couerbe,
Et l'on se tient ensuite à qui rira plus fort,
Lorsque, singe qui prend pour un nom d'homme un port,
De notre Faculté le doyen autocrate
Change Takénius en client d'Hippocrate,
Des veines d'un malade aspire sans raison
Comme d'un robinet le sang et le poison,

Signale chaque erreur comme une découverte,
Et fait du corps humain une cornue inerte;
Et puis, sans se douter qu'en un sol sablonneux
L'arsenic délayé filtre et pénètre mieux,
Prononce, dût-il faire une double victime,
Qu'un cadavre enfoui l'a reçu par un crime[1];
Orfila le savant fait du doute un devoir,
L'ignorance toujours a foi dans son savoir;
Mais elle trouve aussi de vigoureux athlètes,
Toujours prêts à sonner ses honteuses défaites,
Et qui lui font rêver comme un épouvantail
Couerbe ou Rognetta, la *Lancette* ou Raspail.

T'ai-je encor rappelé que parfois dans tes songes
L'espoir t'enveloppait de ses riants mensonges;
Que des Landré-Beauvais, des Cayol, des Laennec,
L'influence jadis eût reçu quelque échec,

Si Frayssinous, Corbière, en leur humeur vandale,
Eussent, redoutant moins les éclats du scandale,
Osé comme doyen préférer sans danger
A des dévots Français un dévot étranger [7]!

Mais lorsque le soleil des brûlantes journées
Des fils de Loyola flétrit les destinées,
L'obstacle disparut... Le Français enchanté
Des élans de sa gloire et de sa liberté,
Du dévot espagnol vit triompher la cause
Et se prêta sans peine à la métamorphose.
Alors tu fus doyen, et pour quelques moments
Ton zèle te valut des applaudissements.
Sous le mur élargi d'une nouvelle école,
Déguisant l'âpreté de ta rude parole,
Tu sus l'art de cacher et tes prochains succès
Et de ton cœur haineux le fiel anti-français.

Mais à la fin ton pied glissa sur la chaussée;
Et ton ambition trahissant ta pensée,
Les faits vinrent parler, le masque s'érailla,
L'homme fut mis à nu, l'idole s'écroula.

Faut-il te suivre alors jusqu'à l'Académie!...
Là, superbe histrion, héros de comédie,
D'un despotisme pur méditant le projet,
Des chambres, des Conseils [8] tu votes le rejet.
Et si le rapporteur, agrandissant son rôle,
Propose de créer quelque nouvelle école;
Si Marseille, Bordeaux, Rouen, Nantes et Lyon
Tentent de devenir centres d'instruction;
D'un sacrilége vœu pulvérisant l'audace,
Est-il quelque dédain dont on ne les menace?
Paris, dont Orfila gouverne le savoir,
Doit rester de notre art l'unique réservoir;

Et si de tes discours on voulait tenir compte,
Montpellier et Strasbourg devraient rougir de honte;
Écoles sans talents où les cours sont déserts,
Où le scalpel se rouille au repos des hivers!
Vous détournez les yeux, ce spectacle vous navre;
Vaut-il mieux qu'un doyen tariffant le cadavre,
Émule des courtiers des trois et cinq pour cents,
Aujourd'hui cote à huit, demain cote à dix francs?

Que Double aux médecins d'une existence égale,
D'un titre unique et noble ait rêvé le scandale;
Qu'il veuille au monopole arracher ses tréteaux,
Couper au vif école et jurys médicaux;
Et que pour expliquer ses réformes utiles
Il ose reprocher des votes trop faciles,
Énumère des faits de l'École connus
Où de sots candidats ont été soutenus;

Aussitôt dans les airs l'orage au loin résonne,
Le soleil s'obscurcit, la foudre gronde, tonne,
D'effrayantes clameurs la salle retentit,
Et jusque sur son banc le rapporteur pâlit.
Qui donc a soulevé cette grande tempête;
Qui, fanfaron d'honneur, vient de lever la tête?
Orfila... C'est lui seul qui d'un ton arrogant
Jette sur le bureau son ridicule gant.

Ah! que plus haut encor, mais plus mal à ton aise,
Quand tu veux de ton cours bannir la Marseillaise;
Que des étudiants gourmandant le plaisir
Tu viens leur demander compte de leur loisir.
On fait taire, il est vrai, cette sotte exigence;
Le châtiment bientôt a payé l'insolence,
Et des mille sifflets pleuvant de tout côté
Un mois durant, dit-on, ton oreille a tinté.

De quels sifflets encore ont frémi tes oreilles;
Combien as-tu compté de douloureuses veilles,
Quand de Paris à Blaye et de Blaye à Paris
De la course au clocher tu méritais le prix!

Médecin de Louis, quel singulier mystère,
Deux fois t'enveloppant d'un voile salutaire,
T'enlève à ton école et suspend tes leçons?
A-t-on de la Vendée éventé les buissons?
Sur le sol des chouans quelque Napolitaine
A-t-elle commencé sa récente neuvaine?
Faut-il de ton voyage accuser le hasard,
Ou si Deutz révélant quelque amoureux écart,
Des rois tes bienfaiteurs vient de trahir la nièce?
Habile à pardonner une tendre faiblesse,
Dans Blaye aux froids brouillards, aux ténébreux caveaux
Engloutis à jamais des mystères nouveaux.

Que vois-je! des deux bras le télégraphe joue;
Un nom jadis brillant est traîné dans la boue;
Un secret déshonneur est partout affiché,
Et le sang des Bourbons avidement taché
A l'impudique Bourse et se pèse et s'escompte;
Le télégraphe alors, si fertile en à compte,
Achève sa dépêche et termine son jeu;
Nul pour l'emprunt Ghuebart ne redoute un aveu [9];
Et quand on ne doit pas lui payer son silence
Cet orateur disert n'a point de réticence.

Mais s'il rapporte tout, mensonge ou vérité,
Jamais le télégraphe a-t-il rien inventé?
Par qui lui fut dicté son sévère langage;
Quel est l'auteur caché de ce triste message?
Qui donc d'une servante au langage indiscret
A dans une antichambre acheté le secret,

Et supputant à froid le temps et les époques
Fait taire habilement des refus équivoques?
Quel Vidocq de salon, au discours pénétrant,
Arrache à cette mère un oui déshonorant?
Qui, fier de cet aveu, Judas de confiance,
Trafique d'un secret qu'il a vendu d'avance?
Ah! flétris avec nous, flétris à haute voix
Le lâche... de l'honneur il a faussé les lois.....

Par nul motif privé mon courroux ne s'explique;
Je cote à sa valeur ta vertu politique;
D'hérésie en science à jamais je t'absous;
A priser ton savoir, hélas! je me résous;
Des recherches d'autrui je te laisse la gloire;
En éloquence encor j'habille ta mémoire,
Et blâmant l'Institut où deux fois tu reçus
L'affront injurieux d'un éclatant refus,

Mon Raspail à la main, et d'une voix amie
Je jure à Gay-Lussac que tu sais la chimie;
Ou, le poing sur la hanche, ardente virago,
Némésis va te faire estimer d'Arago.

Qu'à l'École aujourd'hui ta volonté raidie
A quelques complaisans s'impose ou s'irradie,
Que ton sang baléare y ranime à ton gré
D'énervés courtisans le sang décoloré;
Que l'Université dans son conseil t'appelle,
Que tous nos hôpitaux tombent sous ta tutelle,
Et qu'à peine Français, habile à dominer,
Au fauteuil de Thouret tu brûles de trôner;
Je plains le professeur, le docteur ou l'élève
Que frappe injustement le tranchant de ton glaive;
Mais de tous les valets à servage éhonté,
Complaisants éternels de ton autorité,

Récompense à ton gré, punis la flatterie.

Telle que le torrent dont la source est tarie,
Qui d'un lit de cailloux dans nos champs désolés
Laisse pour résultat les débris étoilés;
Recouvrant notre sol d'une inféconde argile,
Que partout, en tout temps, ton école stérile,
De sa haine mortelle enchaînant le progrès,
Des royales faveurs accapare l'engrais.
Pour plaire à tes amis, élite doctrinaire,
Qu'il faille se courber sous ta rude bannière;
Aux chaires que la mort livre à la Faculté
Que nul n'ose aspirer s'il n'est assermenté;
A fausser le concours que ta haine s'applique;
Que par ton vœu secret tout s'enchaîne et s'explique;
D'une même famille apanage éternel
Que des sifflets publics l'opprobre solennel

Soit un titre certain à ta faveur suprême,
Un titre à couronner l'ignorance elle-même;
Hécate de pouvoir et d'intrigue à la fois,
Que tout jeune savant tremble à ta triple voix;
De tous nos hôpitaux comme de ton école
Que la porte se ferme et s'ouvre à ta parole;
Que chaque médecin y reçoive en tremblant
Du baléare czar un message insolent...

Ah! tu ne vois donc pas quelles mortelles haines
S'amassent sur ta tête et vont limer tes chaînes;
Tes yeux sont éblouis, je plains ta cécité.
Quand la démocratie arme de tout côté,
Qu'on la voit à longs flots déborder nos murailles,
Et des meilleurs filets déchiqueter les mailles;
Tu viens, pêcheur hardi, mais d'un bras sans levier,
Sur nos fronts menaçants lancer ton épervier!

Cet inutile effort trahit ton impuissance;
Que dans nos hôpitaux le mouvement commence,
Et mille jeunes gens classés par le concours
Traduiront en riant tes burlesques discours;
Aux applaudissements de la foule empressée,
Coterie à dédains, ton école chassée
Laisse pour seuls débris quelques noms glorieux
Qu'adoptent hautement les élèves joyeux.
Vois dans chaque hôpital s'élever des cliniques;
Non point trônes d'ennui, décevantes fabriques,
Où quelques fainéants sur d'insolents pavois
S'essoufflent d'indolence et bredouillent leurs lois;
Mais lices de labeur où de fougueux athlètes
Culbutent à l'envi tes faibles proxénètes;
Font marcher la science en dépit du pouvoir,
Et s'illustrent par zèle et non point par devoir.

Dans ce conflit nouveau que devient ton école,
Et tous tes intrigants à hautaine parole

Flanqués d'un escadron d'agrégés courtisans,
Des luttes de mémoire habiles artisans,
Et toi-même si fier du souris monarchique,
Toi, digue sans appui du flot démocratique?
L'orage a sous tes pas effacé tout sillon;
Les vents, qui t'ont froissé dans leur noir tourbillon,
Ont ployé le roseau de ta frêle espérance;
Et conseiller, doyen, que dis-je, pair de France [10]!
Dépouillé, nu, tremblant, tu résistes en vain;
Ton cœur ne répond plus aux appels de ta main,
Ta pensée est sans âme, imperceptible atôme
Qu'on fuit avec effroi comme on fuit un fantôme,
Ton règne d'un moment est à jamais passé;
Pourtant le flot est calme et les vents ont cessé.

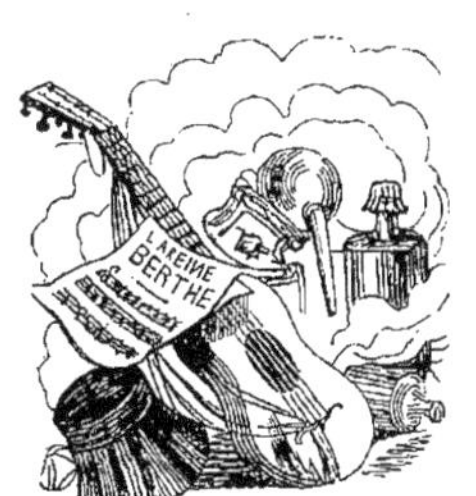

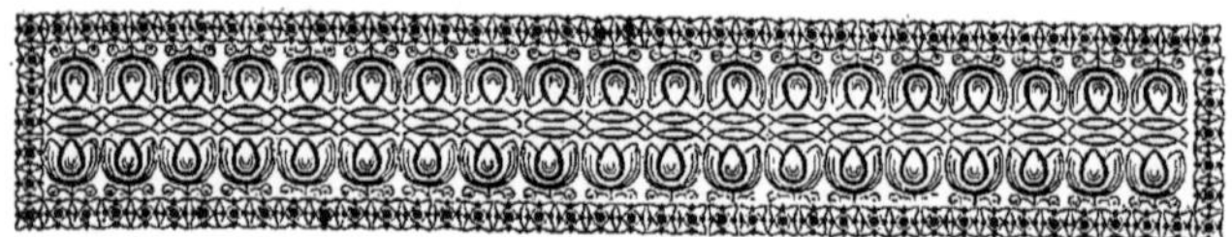

NOTES

DE LA CINQUIÈME SATIRE.

1. Madame la princesse de Vaudemon, bien connue par ses relations de diplomatie secrète et de galanterie publique.

2. M. Orfila occupe la chaire de chimie depuis la destitution, en 1823, de l'illustre Vauquelin.

3. Académie de médecine, 4 novembre 1834, discussion sur l'utilité du tritoxyde de fer hydraté dans l'empoisonnement par l'acide arsénieux.

4. Voir ses fautes de français (*Lancette* du 21 juin 1833).

5. Le *Pot-au-feu*, dont M. Orfila a fait tant de bruit, appartient en effet à Rose; ce qui appartient à M. Orfila en toute propriété, c'est d'avoir fait de Takénius, chimiste du dix-septième siècle, un malade d'Hippocrate.

6. Voir le compte-rendu du procès de Dijon (*Gazette des hôpitaux*,

fin de décembre 1839); on ne peut se faire une idée de la présomptueuse ignorance du doyen qu'en lisant la discussion qui s'établit entre lui et M. Raspail, et dans lequel celui-ci le fit convenir malgré lui de ses *erreurs*.

7. Les protecteurs de M. Orfila avaient déjà voulu le faire nommer doyen de l'École sous le ministère de MM. Corbière et Frayssinous ; malgré les assurances de dévotion que l'on apportait en sa faveur, ces ministres n'osèrent le nommer à cause de sa qualité d'étranger. Depuis 1830 on a accompli un acte devant lequel avait reculé la restauration.

8. La commission de l'Académie, par l'organe de M. Double, proposait, dans le nouveau projet de loi, l'établissement de chambres ou conseils qu'on aurait pu transformer en chambres de discipline; l'École, par l'organe de M. Orfila, voulut se donner un air de libéralité en repoussant cette idée; il s'agissait d'effacer, dans l'esprit des médecins, le scandale inouï que les professeurs avaient soulevé à l'Académie lorsqu'il avait été question de créer de nouvelles écoles.

9. Emprunt carliste en faveur duquel le télégraphe eut la complaisance de couper en deux ses dépêches ; on avait besoin de vingt-quatre heures d'intervalle pour réaliser les bénéfices que procurait la première moitié de la dépêche.

10. M. Orfila a depuis long-temps l'espoir de se faire nommer pair de France.

SIXIÈME SATIRE.

Ma charte est le concours. . . . .

(INTRODUCTION.)

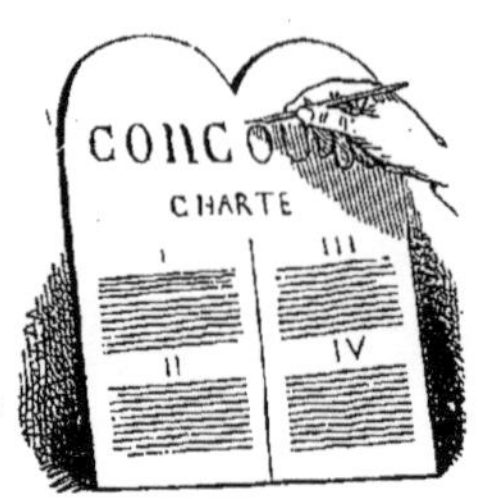

LE CONCOURS.

Au sein de notre École, inactive, impuissante,
Passe à flots épaissis une onde flétrissante
Dont l'origine impure est aux flancs du trésor,
Qui dans son lit bourbeux roule la fange et l'or;
Au rapide courant du fleuve délétère,
Qu'un avide doyen plonge et se désaltère;
Qu'à son gré tous les jours l'aumône du pouvoir
Déborde largement au secret réservoir;

Mais sous le badigeon dont il blanchit ses salles,
Dont il a décoré de neuves succursales[1],
S'il nous laisse entrevoir les murs d'une prison;
Si des barreaux épais l'étreignant horizon
Du libre enseignement opprime l'espérance;
A notre noble cause intéressant la France,
On nous verra, brûlant d'un trop juste courroux,
Aux crampons impuissants arracher ses verroux;
Le bélier du peuple enfoncera la porte,
Et de son sanctuaire il faudra bien qu'il sorte,
Car d'étage en étage, au gré du vent porté,
Le feu gagne et s'étend avec rapidité;
Et qui donc ne voudrait, digne fils d'Hippocrate,
Mériter à ce prix le renom d'Érostrate!...

Que ferez-vous alors, vous dont l'œil menaçant
Terrasse du regard un sarcasme innocent;

Vous dont le ton amer gourmandant la satire,
Au jeu de l'épigramme a défendu le rire?
Vous tous que notre ardeur en ce jour étonna,
Vous nous assourdirez d'éternels Hosannah,
Et prompts à tisonner la flamme vengeresse,
Vous l'accompagnerez de vos chants d'allégresse.

Ah! c'est pour nous garder d'un pareil souvenir,
Pour écarter de nous un sinistre avenir,
Qu'en faveur du concours, dont je suis idolâtre,
J'ai soutenu dix ans ma lutte opiniâtre;
Que ma prose a dix ans redit comme mes vers
Ses succès inconstants, ses luttes, ses revers.
Croit-on qu'infatué d'une espérance vaine,
Dans ce noble institut en butte à tant de haine
J'ignore à quels hasards est soumis le procès
Et combien la mémoire a de part au succès;

Moi qui stygmatisai ces frelons de tribune
A science d'emprunt, à louange opportune,
Qui portent constamment leur mémoire en sautoir,
Et dont les souvenirs sont classés par tiroir!

L'École me devrait quelque reconnaissance;
Mes combats acharnés ont doublé sa puissance;
Sans moi, sans mes efforts un brumaire nouveau
Éclatait un matin au journal de Sauvo [2],
Et de la FACULTÉ hâtant la destinée
Bonaparte-Guizot vomissait sa fournée.
Alors vous eussiez vu sortir de leurs fourgons
Des Guilberts déguisés, d'audacieux Bougons,
Qui, désarticulés et fléchis jusqu'à terre,
Tabourets fatigués du sopha doctrinaire,
Montrent encore empreinte en leurs fronts avilis
La poussière du pied dont on les a salis;

Et qui d'un char moelleux, sans élan, sans secousse,
Suivant presque au hasard la pente la plus douce,
A l'amble du coursier, le cocher endormi,
Les rênes de ses mains s'échappant à demi,
Comme aux temps fortunés des anciens priviléges,
Se laissent déposer au sein de nos colléges.

Pour nous mieux rebuter des luttes du concours
Que n'ont point fait, avant comme après les trois jours,
Les valets incarnés aux royaux météores,
Jésuites jadis blancs, aujourd'hui tricolores,
Froids joueurs à la baisse, escrocs de hauts salons,
Pour qui le télégraphe a des signaux félons,
Qui, livrant le concours à notre esprit crédule,
Espéraient l'accabler du poids du ridicule,
Et se promettaient bien d'égayer l'avenir
Du rire que leur lèvre eut peine à contenir.

Tout fut, dans cet essai, digne du moyen-âge.
Hélas! il fallait voir les concurrents en nage,
Harassés, haletant sous leur poudreux butin,
Échanger en argot un tudesque latin;
L'un qui, la bouche en feu, la langue embarrassée,
Décline un argument, conjugue une pensée;
L'autre qui se consume en transport impuissant,
Et tord sous la syntaxe un adverbe innocent,
Tous le front hérissé de fougueux barbarismes,
Frottés de contre-sens, bardés de solécismes;
La phrase, abandonnée aux cahots du procès,
Commencée en latin se finit en français;
A la langue d'Horace, et de Celse, et de Pline
Se mêle élégamment un jargon de cuisine;
L'écho frappé des sons d'un latin francisé
Nous renvoie un français qu'on a latinisé;
Jamais confusion plus loin ne fut portée,
On eût dit à leur voix Babel ressuscitée.

Oh ! si dans le lieu saint par eux défiguré,
Son crayon à la main, Molière fût entré,
Quels traits il eût saisis ; sous sa touche hardie
Comme s'élargirait la haute comédie ;
Comme ces ergoteurs à sa voix comparus
Poseraient de plein-pied près des Diafoirus !
Mais est-il donc besoin de sanglante lanière ?...
Le rire n'attend pas les lazzis de Molière ;
Aux transports du jury l'auditoire répond,
Et d'éclats saccadés ébranle le plafond.

Le concours survécut à la lutte homicide ;
Trahissant de Collard la volonté perfide [3],
En dépit des efforts de ses fiers ennemis,
A de meilleures lois l'avenir fut promis.
Le latin effacé du concours qui s'épure
A ses flancs dénudés laisse une autre blessure,

Et d'un bras sans pitié, la doctrine en émoi
Le sèvre insolemment des bienfaits de la loi.
Les arguments latins couverts de ridicule
Sont tombés sous les coups d'une juste férule;
Mais nul n'a prétendu, s'opposant au procès,
Frapper d'un embargo les arguments français.
Pourquoi donc ces terreurs, ces larmes hypocrites?
Laissez-nous notre charte et ses règles écrites;
Laissez les concurrents aux regards pleins de feu
D'une lutte d'honneur se disputer l'enjeu;
Laissez le champ ouvert aux libres apostrophes;
Le public quelquefois se plaît aux catastrophes,
Il aime à voir l'esprit se débattre en courant
Dans les difficultés à danger enivrant;
Il aime à voir surtout un habile adversaire
De la langue technique épuiser le glossaire,
Et rien ne l'émeut tant qu'un jouteur aux abois
Dont l'œil semblait éteint, dont se mourait la voix,
Qui d'un geste imprévu, d'un cri de synergie
Appelle à son secours sa dernière énergie,

Et d'un choc électrique à courant aiguisé
Sur son siége ployant bondit galvanisé,
Presse, étreint de ses bras l'ennemi qui se lasse,
Et d'un mot, d'un regard à ses pieds le terrasse.

Que n'a-t-il pas fallu de cris et d'arguments,
De soleils de juillet, de vœux et de serments,
Pour qu'aux yeux du pouvoir perdant toute créance,
De Charle et Frayssinous succombât l'ordonnance[1];
Et quel hardi combat la presse a soutenu
Avant que de la loi l'on se soit souvenu!...
Mais aux coups de boutoir qu'on nous gardait encore,
A ces complots naissants ou sur le point d'éclore,
Était-il malaisé de prédire le cours
Que suivrait en leurs mains l'avenir du concours,
Lorsque d'un faux-fuyant, d'une arrière-pensée
La règle générale est d'avance froissée,

[library stamp: ...ROYALE]

Et que de prime-abord on ose violer
Cette loi qu'on avoue et qui doit tout régler [5].
Sans droit et sans concours, sans publiques enchères
Le pouvoir veut nommer à nos nouvelles chaires,
Broussais entre, et l'on croit, à l'abri de son nom,
Des illégalités obtenir le pardon.
Grâce aux accords secrets dont l'École est complice,
Un groupe d'intrigants se présente et se glisse;
Tout dort à leur aspect d'un sommeil calculé;
Un témoin importun cependant a parlé,
La presse jette au loin le qui vive d'alarmes,
Et de tous les côtés l'écho répond : Aux armes!
Et Camille éveillé de sa puissante voix
A de son Capitole expulsé les Gaulois.

Qui donc s'avise alors d'un hardi stratagème,
Et prompt à s'abuser aux calculs de Barême,

Compte six voix pour cinq, a six fois répété
Un nom que le scrutin n'a que cinq fois porté?
O prodige étonnant, ô trop rare merveille,
Six votes ont parlé contre Bouillaud la veille,
Et l'on nomme Bérard ; et dès le lendemain
Six juges par écrit démentent le scrutin [6]!

Ce sont là jeux d'école, attendez donc qu'on nomme
Le ponte aux doigts légers, le banquier honnête homme
Qui fait sauter la coupe, et dont l'agilité
Au joueur qu'il protège a si bien profité.
Ah! qu'à ces coups de dés votre esprit se façonne;
Le talent glane ici, l'habileté moissonne,
Et c'est au hasard seul qu'il vous faut rapporter
Les coups de bon aloi qu'on se plaît à citer.
Le sort a de Gerdy favorisé l'audace,
Mais est-ce bien à lui qu'on gardait une place?

Est-ce donc pour Rostan qu'on avait escompté
Le chiffre souverain de la majorité!
Oh! quelles vérités ouït alors l'École!
Ardent, exaspéré, de son âpre parole
Vainement le doyen, au regard courroucé,
Insultant un public dont il est offensé,
Cherche à qui s'attaquer dans sa vive détresse,
Tance les concurrents, incrimine la presse;
A ce défi nouveau long-temps étudié
La presse a répondu d'un rire de pitié.

Comme alors se courbaient ces insolentes gerbes!
Comme ils étaient petits tous ces juges superbes,
Orgueilleux d'habitude et hauts de vanité,
Jetant si bien le gant à la publicité!
Le dos en arc tendu, caressant la muraille,
On les voyait sourire au public qui les raille;

Des siéges où le sort est venu les clouer
Leur toque de velours s'usait à saluer.
Comme ils étaient petits ! sur nos lèvres de glace
Ils ambitionnaient un sourire de grâce;
Ils vantaient la franchise en leurs humbles discours,
Ils priaient, conjuraient de sauver le concours [7];
L'intérêt général guidait seul leurs démarches;
Don Quichottes de paix, et benins patriarches,
Ils se désespéraient de ces chocs violents
Qui pouvaient du concours entraver les élans!...

Ah! gardez ces regrets et ces sensibleries;
Croyez-vous m'abuser par vos tartufferies,
Et ne savez-vous pas que dix ans ont passé
Depuis qu'en mon esprit votre honneur est classé?
Est-ce moi qui, peu fait aux ruses de l'École,
L'œil fixé sur Louis, sur votre chère idole,

Ai sottement voulu changer à bout portant
Sa défaite effrayante en triomphe éclatant;
Et de ces chiffres vains dont son orgueil se pique
Ai-je additionné la vaine arithmétique?

matité 36
toux 20
fièvre 32
Dévoiement 91
vomissement 12
douleur...... 15
Total 136
ordonnance Diète Saignée
mort
h. D.
A. PLON.

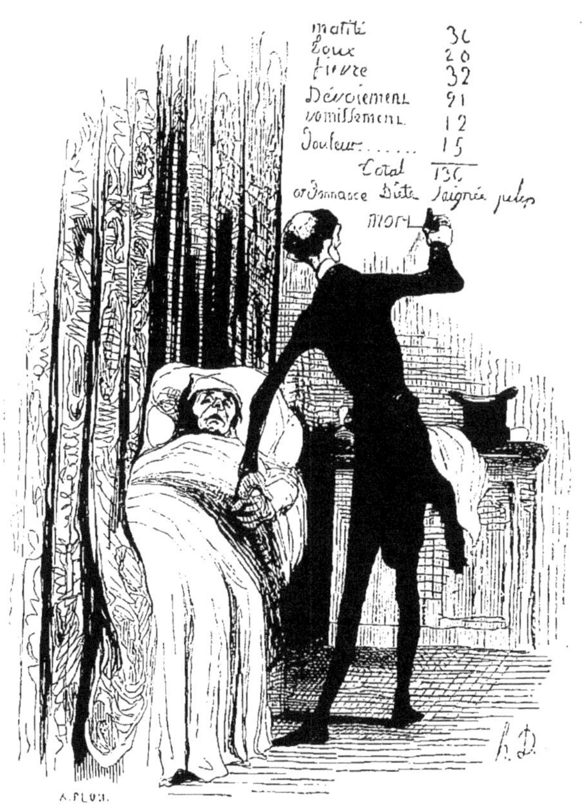

C'est pour lui cependant que vous aviez coté
Le scrutin de Breda si bien ressuscité;
Pour lui que, compromis, d'une main partiale
Vous vouliez secouer dans votre urne vénale
Les bulletins chiffrés aux obscurs errements,
De ses titres d'auteur effrontés talismans [8].
Vains efforts, vain espoir, votre idole recule;
Et dans la lice ouverte où notre ardeur l'écule
Il n'ose se risquer une seconde fois;
L'homme de l'EXAMEN [9], hélas! n'a plus de voix!

Et combien ont trahi cette haute espérance;
Combien de ces grands noms dont on parait la France,
Qui, par l'échec d'autrui prudemment avertis,
A la voix du concours sont devenus petits!
Combien, nourris long-temps de vent et de fumée,
Ont en un jour perdu leur fausse renommée,

Et des plumes du paon à nos yeux dépouillés
Sont restés sans vertu comme des fers rouillés!
Oui, voilà du concours l'avantage sublime;
Les prévôts exercés à cette noble escrime
Peuvent bien, il est vrai, d'un fleuret sans bouton
Du maître inattentif déchirer le plastron;
D'un exercice adroit quelquefois on écarte
Les traits qu'on vous portait ou par tierce ou par quarte;
Et bardé de mémoire ou piqué d'à propos
On peut bien au savoir commander le repos.
Mais du moins les vainqueurs à ce jeu plein de gloire
Ne nous condamnent pas à pleurer leur victoire;
Nous ne gémissons pas sous le triste haubert
D'un Moreau, d'un Bougon, d'un Fizeau, d'un Guilbert;
Mais du moins en ce champ où souvent le pied glisse
L'ignorance se fait elle-même justice,
Et ne vient pas briser dans un espace étroit
D'une impuissante main son fleuret maladroit.
Mais du moins s'il vous faut, pour former une école,
Des hommes à vernis, des vendeurs de parole,

Des perroquets bavards dont le babil cassant
Brigue à l'Amphithéâtre un public grossissant;
Eh bien, tel qu'il existe, avec sa large plaie,
Le concours vous fournit cette fausse monnaie;
Remerciez-le donc de chaque perroquet
Dont ses luttes de feu vous jettent le caquet;
Et loin de la fermer, agrandissons l'arène.
Au fleuve bienfaisant, mais dont le courant traîne,
Creusons un lit plus vaste; en un large sillon
Jetons loin de ses bords la bourbe et le sablon,
Et que le vrai savoir en nombreuses épreuves
Fournisse hautement ses énergiques preuves;
Le savoir gagne autant à se faire écouter
Que la mémoire, hélas! perd à se répéter.
N'a-t-on pas vu cent fois un concurrent nomade
Colportant à l'École une éloquence fade,
Aux premières leçons briller d'un vif éclat,
Qui dans un autre essai venait tomber à plat!
Tel qui s'est soutenu d'une mémoire unique
En manque tout-à-coup à l'épreuve clinique;

Tel autre, du hasard long-temps favorisé,
Contre un fragile écueil ne s'est-il pas brisé!
L'argument hasardé d'un cerveau sans puissance
N'a-t-il pas mis au jour sa menteuse ignorance!

Ah! modifiez donc épreuves et jury,
Et vous verrez bientôt le savoir aguerri
Sous des juges nombreux, indépendants, sévères,
Disputer hardiment de plus nombreuses chaires;
Offrez-lui plus de place, en des concours fréquents,
Appelez-le sans crainte à de loyaux encans;
Oui du professorat dont on restreint la lice
Réduisez à cinq ans le trop long exercice.
Vous verrez quel éclat prompt à vous éblouir
Sur votre Faculté va bientôt rejaillir;
Émules avoués de l'enseignement libre,
Vous entendrez sortir la parole qui vibre,

Qui, des jeunes cerveaux développant l'essor,
Après avoir cessé se fait entendre encor;
Et du noir horizon dissipant les nuages,
D'un long sillon de feu va traverser les âges.

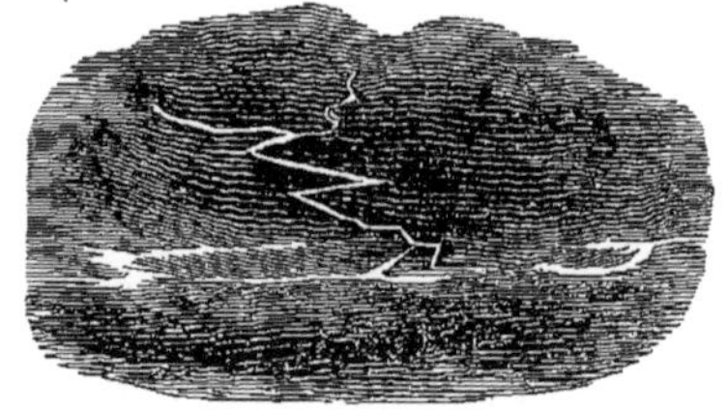

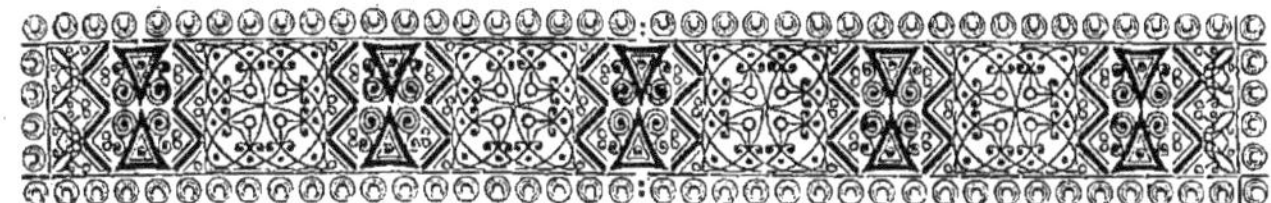

NOTES

DE LA SIXIÈME SATIRE.

1. Allusion au nouvel hospice de l'École.

2. Le *Moniteur*.

3. M. Royer-Collard croyait ainsi tuer le concours, qu'il avait déjà aboli autrefois pour faire entrer son frère à l'École.

4. L'ordonnance de dissolution de l'École en 1822.

5. Ordonnance de M. de Broglie (octobre 1830); le pouvoir se réservait la faculté de nommer directement aux nouvelles chaires.

6. Les juges qui ont protesté contre ce scrutin sont MM. Dupuytren, Cruveilhier, Marjolin, Desgenettes, Itard et Rullier. (*Gazette des hôpitaux*, 9 juillet 1831.)

7. Tous ces détails sont historiques.

8. Voir, *Gazette des hôpitaux*, 18, 20 et 30 avril 1833, les énergiques réclamations de MM. Chauffard, Piorry, Cayol, Rochoux et Sandras.

9. M. Louis a publié un livre intitulé : *Examen de l'Examen des doctrines de M. Broussais.*

SEPTIÈME SATIRE.

« Les élèves travaillent ordinairement quinze jours d'avance pour chaque examen... Total, soixante-quinze jours d'étude pour cinq examens. Premier examen... deuxième... troisième... huit ou dix sciences en une heure, cinq minutes chacune!!! Quatrième examen, même dérision... Payez. Cinquième examen, même farce... Payez. Sixième (thèse). Payez. *Dignus est intrare...* L'argent fait tout, on ne renvoie jamais un homme qui paie...

».... On reproche à l'École de Paris de favoriser le commerce des thèses; plusieurs professeurs en fabriquent, dit-on, pour assez bon marché. »

(*L'École de médecine jugée par Dupuytren*. Voir *Gazette des Hôpitaux*, 15 mars 1836.)

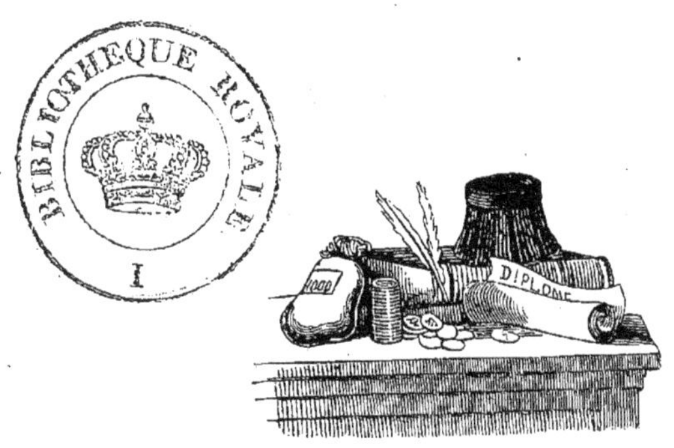

LES EXAMENS A L'ÉCOLE.

Qu'avec ravissement je remonte les âges !
J'aime à me rappeler ces antiques usages
Où nos pères jadis imprimèrent leur sceau,
Dont ils ont de notre art déguisé le berceau.
Cette pompeuse école à la brillante estrade,
Où siégent fièrement en ses jours de parade,

Du sceptre médical usurpateurs sacrés,
Vingt potentats soyeux d'écarlate moirés;
Qui d'un fer à cheval d'agrégés stagiaires [1]
Se forme une ceinture aux replis tutélaires,
Mêlant leur habit sombre au reflet d'apparat
Qu'un plus riche surtout prête au professorat;
Jadis on la voyait et plus souple et moins fière
Aux plus humbles quartiers déployer sa bannière,
Et pâle du savoir qu'elle portait au loin
S'asseoir modestement sur la paille ou le foin.
Bacheliers et régents à science naissante
Y venaient échanger la parole puissante,
Et nuit et jour épris d'un informe factum,
Feuilleter de Rhasès le CONTINENS TOTUM [2].

Laissons-la, direz-vous, s'agiter dans sa sphère;
D'un lieu plus éthéré respirons l'atmosphère;

Sortons de cette rue aux étroits cabanons,
De ces sales quartiers dont on sait mal les noms;
Voulez-vous d'un doyen rabaisser la tiare
Aux établis obscurs de l'impasse FOUARRE [3],
Ou, de la métropole envahissant les chœurs,
D'une robe de chantre affubler nos docteurs [4]?
Non, certes; mais ces lieux que votre orgueil méprise
A maint savant illustre ont donné la maîtrise;
Là, bien mieux à l'abri, fatigués moins souvent,
Les moulins à docteurs n'allaient pas à tout vent;
Dans cette vieille école à modeste demeure
Jamais on ne soutint d'examen d'un quart-d'heure,
Et jamais nul régent n'a d'un maigre devis
Formulé sa licence à quatre vis-à-vis [5].
Là, dans ces mêmes lieux que poursuit le sarcasme,
Des cœurs d'adolescents battaient d'enthousiasme,
D'un immonde fumier faisaient jaillir de l'or,
Et, deux cents ans passés, nous étonnent encor.

Jetez donc sur ces temps un coup-d'œil rétrograde;
Voyez ces écoliers monter de grade en grade,
Et des difficultés du baccalauréat
Entraver à la fois licence et doctorat.
Qu'importe des vieux us la bizarre férie!
Riez de l'accolade et de la vespérie [6],
Riez de ces banquets où près du maître assis
Un imberbe docteur échange des lazzis,
Où le vin coule à flots et va rougir la terre,
Où la bruyante joie éclate au bruit du verre [7];
Oh! vous avez raison, ma bouche est de moitié
A rendre avec usure un rire de pitié.
Mais ne craignez-vous pas que le temps ne ramène
Cet examen sans fin qui dure une semaine,
Et comme un long complot tous les matins ourdi
Naît à la sixième heure et ne meurt qu'à midi [8];
Où six heures durant, ardents à vous confondre,
Régents et bacheliers vous somment de répondre;
Où de mille arguments votre corps tatoué
Sur le siége fatal a demeuré cloué.

Et si vous sortez sains de ces rudes épreuves,
Et de votre savoir avez fourni les preuves,
Dignes de prendre place au banc des écoliers,
On vous verra deux ans apprentis bacheliers,
Aux élèves nouveaux que vous devez conduire
Commenter les auteurs, les lire, les traduire;
Et lorsque ce travail s'est prolongé deux ans,
Il faut une autre fois revenir sur les bancs,
Et tirailleurs hardis, au feu qui recommence,
Par huit jours de combat acheter la licence!

Repus d'adolescence et mûrs de puberté,
Vous arriviez alors à votre édilité;
Alors la Faculté, mère tendre et jalouse,
Réclamant près de vous tous les droits d'une épouse,
Échangeait, en vertu d'un pacte solennel,
Contre des nœuds plus doux son pouvoir maternel;

Le doyen présentait, d'une main prévenante,
A ses fils adoptifs cette nouvelle amante,
Qui revêt, fière encor des labeurs de son flanc,
La couronne de vierge et le long voile blanc.
Inceste vertueux, paranymphe sévère [9],
Que l'École applaudit, que le monde révère,
Émancipant l'époux avant le doctorat,
Et le dotant des droits d'un premier majorat.

Pourquoi ces tours de force et ce lien futile,
Diront les dix intrus dont la robe inutile
A quinze ans balayé de ses plis ondoyants
Le parvis que leurs pieds ont dépoli quinze ans?
Voyez comme en effet et plus simple et plus belle
Une réception chez eux se renouvelle;
Comme à l'envi surtout se courbent sous leurs lois
Les jeunes prétendants vêtus du frac gaulois;

Comme ils soutiennent bien et leur robe et leur thèse!
Aiguilles sans aimant et tenons sans mortaise
Que pour entrer on huile et qui sortent rouillés,
Heureux si le contact ne les a pas souillés!

Hé bien, obéissons une fois à l'École,
Et de nos propres yeux jugeons une hyperbole.
Un élève débute et craint de s'égarer;
Sur quel terrain mouvant va-t-il s'aventurer!
Base de tout progrès, jadis l'anatomie.....

« Monsieur, dit le doyen, avant tout la chimie;
Deux ans vous formeront à ce premier devoir;
Un manuel moins vite improvise un savoir
Que ne le fait mon cours... C'est un cours de mémoire.

Ah! s'il ne suffit pas à votre ardeur notoire,
Que vos fonds aient encor besoin d'être allégés,
Je vous indiquerai d'ici maints agrégés
Qui de cet examen aplanissant l'étude
Vous rendront la science et le travail moins rude,
Et qu'avec grand profit, Monsieur, vous entendrez.
Dans vos actes, d'ailleurs, vous les rencontrerez;
Qu'il est doux d'y trouver de gracieux visages,
D'examens glorieux honorables présages!
Vous allez cependant payer en ces deux ans
Pour vos inscriptions huit fois cinquante francs;
Ce sont des errements que chacun a dû suivre;
Car, Monsieur, avant tout, la Faculté doit vivre.

« Mais hors du premier choc, qu'allez-vous devenir,
Et comment assurer un second avenir?
N'allez pas, croyez-moi, d'un cadavre qu'on gâte
Détacher sottement des lambeaux à la hâte,

Barbouiller votre esprit de cent noms à l'envers;
Qu'importe que l'on place un muscle de travers,
Que le filet nerveux sur qui votre aide opère
Vienne de la cinquième ou de tout autre paire,
Et que dans un canal à trajet sinueux
Passe un flot rutilant ou coule un sang veineux!
On ne s'attache plus à ces vieilles sottises,
Il suffit de nommer nerfs, vaisseaux, apophyses,
De dire, pour garder sa mémoire à couvert,
En quel point du bassin le péritoine ouvert
Voit au feuillet poli de sa trame séreuse
Se confondre en passant la membrane muqueuse.
Ah! de la maxillaire au formidable jet
N'allez pas follement poursuivre le trajet;
Bornez votre réponse et votre connaissance
Au nombre des rameaux qui lui doivent naissance;
Surtout sachez répondre avec calme et lenteur;
Laissez tousser, cracher votre examinateur;
Offrez-lui poliment le beau côté du rôle;
Qu'il prenne à volonté, qu'il garde la parole;

Lisez bien dans ses yeux, approuvez chaque fait,
Vous aurez son sourire et son TRÈS-SATISFAIT. »

Après tout, dites-moi, qu'est-ce donc que des luttes
Qui se croisent trois fois et durent huit minutes;
Où l'on perd un quart d'heure en toilette d'apprêt,
Où quatre candidats attendant leur arrêt
De l'humeur qui du juge interrompra le somme,
Ont pu six mois durant étudier leur homme,
Classer ses questions, et par deux ou par trois
Sur tous les manuels multiplier les croix?
Et que sera-ce encor si le hasard assemble
Deux professeurs rivaux qui hurlent d'être ensemble,
Dont l'un mène à dia, l'autre tire à hur-haut,
Qui mettent par leurs cris tout savoir en défaut!
L'un des deux assaillants, quelque mot qu'on prononce,
D'un regard courroucé reçoit votre réponse,

Et contre son voisin, hors de ses gonds sorti,
En dédain fraternel formule un démenti.

Ainsi cinq fois sans plus, indifférente cible,
Vous aurez fait passer aux larges trous du crible,
Pour tomber à grand bruit dans un sale tesson
Un mélange grossier de farine et de son ;
Et vainqueur sans péril, ou vaincu sans défaite,
Au cirque médical votre fortune est faite,
Si d'un élan bien vif et d'un jarret bien plein
Sans écart imprévu vous sautez au tremplin.
La thèse vous attend ; là, seul pendant une heure
Vous allez à loisir ébruiter leur demeure ;
Cinq juges vont peut-être échanger avec vous
Des secrets exhumés du journal de Trévoux,
Et d'un fait curieux obscurcissant l'histoire
A leurs délassements dérider l'auditoire.

Malheur, malheur à vous, si jouant sur les mots
Vous n'osâtes risquer un théorème faux
Et de quelque hérésie adoptée à la hâte
En moderne Arlequin travestir Hippocrate.

Mais déjà sous ma main votre cœur faible bat,
Vos genoux ont ployé, votre vertu s'abat;
A peine encore assis sur l'étroite sellette,
Chasseur découragé, vous sonnez la retraite :
On dirait, sans mentir, un dix-cors aux abois
Accusant ses jarrets et maudissant ses bois.
Eh, que craignez-vous donc qu'ici l'on vous dérobe?
Ces juges menaçants n'ont de noir que la robe;
De leur rire bruyant dispersant les éclats,
Naguère assis à table ils discutaient les plats;
Du bordeaux, du sauterne et du chaud hermitage
Ils sablaient les bouchons, ils argumentaient l'âge,

Et le gaz carboné de leur Aï mousseux
S'élançait au plafond en nuage écumeux.
Voyez, déjà l'un d'eux a faussé sa journée;
Sa face est rayonnante et sa jambe avinée;

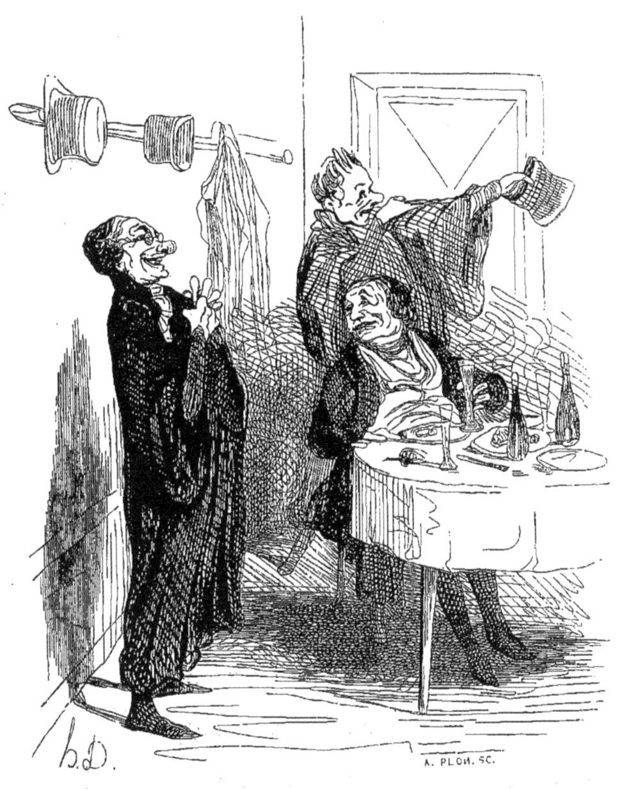

Cet autre, dont l'air froid vous a long-temps glacé,
Parlait de lapins morts et d'un lièvre forcé
Qui rompit à la meute, et dont un chien de race
D'un miasme odorant a dépisté la trace.
Peut-être croyez-vous que, votre thèse en main,
Et de vos arguments essayant le terrain,
Ils ont l'esprit tendu, la mémoire occupée...
Votre thèse... voyez... ils ne l'ont point coupée...
Pourtant à tous leurs vœux votre ouvrage répond;
L'un le frappe en passant de son dédain profond,
L'autre encore endormi, que son voisin éveille,
De la thèse froissée admire la merveille;
S'étonne des coups-d'œil, des rires de pitié,
Et des chuchottements dont il est ondoyé;
Redouble de respect et renchérit d'éloge.
L'heure sonne pourtant et la troupe déloge;
Et lui, fier de son rôle, acteur qu'on a joué,
Conséquent au respect qu'il vous avait voué,
Vous défend au conseil de sa voix de despote
Et de votre adversaire anéantit le vote.

Je l'avoûrai pourtant, quelquefois on fait mieux;
Il est des professeurs plus consciencieux,
Qui d'un zèle incessant accomplissent peut-être
Leur mandat de science et leur devoir de maître;
Artilleurs exercés qui, pourvus de caissons,
Passent un examen comme ils font leurs leçons.
Comptez-les, ce sont ceux dont l'École s'honore,
Dont le nom a souvent frappé l'écho sonore;
Ceux dont la Faculté reçoit tous ses secours,
Ou qu'à leur chaire enfin appela le concours.
Eh! que voulez-vous donc que de l'élève exige
Celui qui tous les mois avec l'honneur transige,
Qui sans bruit tous les mois au prix de ses serments,
Émarge son silence et ses appointements!
Mais vainement le zèle y serait à l'enchère,
Et chaque professeur, remplissant mieux sa chaire,
Prendrait au sérieux les devoirs importants
Dont sous chaque régime il s'est joué trente ans;
Ne le voyez-vous pas, il est un autre vice
Qui lutte de constance et qui nuit au service,

Et de tout votre espoir entravant le succès
S'oppose incessamment à vos heureux essais!
Ce vice chaque jour vous montre sa présence;
De votre Faculté c'est la toute-puissance,
Son titre officiel, sa longue impunité,
Son rouage multiple et son éternité.
D'un bras audacieux sapons ces priviléges;
A la hauteur du sol abaissons les colléges,
Et qu'un double jury l'un à l'autre étranger
Se charge en temps divers d'instruire et de juger.
Dès lors vous écartez la honte, le scandale
Dont se salit sans cesse une école normale;
Et vous ne voyez plus d'indoctes candidats
Et d'ignares docteurs s'échapper de ses bras.

Que me font, en effet, et les cinq ans d'étude,
Et les inscriptions, et les grands airs de prude

Qu'effarouche d'abord la moindre privauté;
Pudibonde vertu qui dans l'intimité
Sans voiles importuns, sans contrainte passive
Voue à tous les ébats sa nudité lascive,
Et triomphe à grand bruit quand un amant discret
De ses déportements a gardé le secret;
Comme si ce trafic et ce lâche silence
D'un public clairvoyant trompaient la vigilance;
S'il ne suffisait pas du souffle ou du regard
Pour traverser sa ruse et pour ternir son fard!

Ah! qu'elle est mieux sans doute, et combien je préfère
Cette autre Faculté, cette école étrangère,
Où libre de son corps, libre de son élan,
A volonté l'élève apporte son bilan,
Entr'ouvre lentement la formidable arêne
Et lâche seul l'écluse au courant qui l'entraîne!

BIBLIOTHÈQUE ROYALE

Point de scribe exigeant qui jamais ait compté
Ses quittances de caisse et de scholarité [10];
Point de protection, de salut nécessaire ;
Point de cours d'apparat, d'officiel glossaire ;
Mais quand aux examens l'ont ramené ses pas,
C'est à lui de prouver qu'il sait ou ne sait pas ;
Prévenu qu'il soutient une terrible lutte,
Qu'on l'interroge à l'heure et non à la minute.

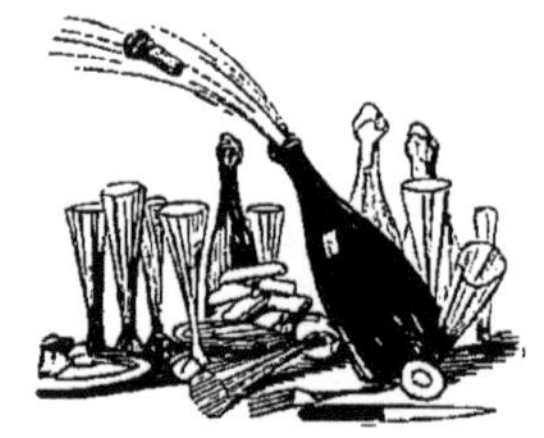

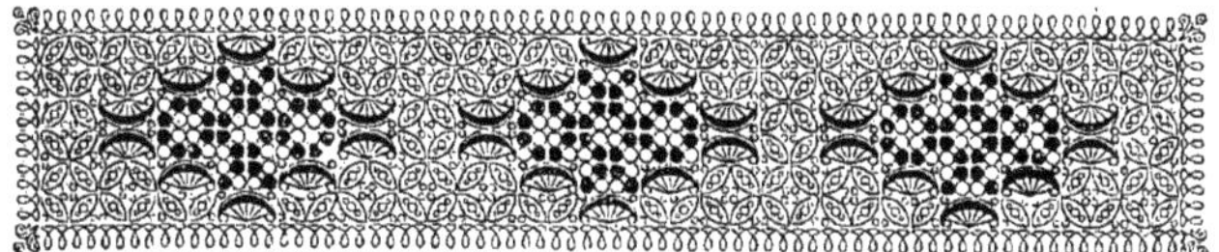

NOTES

DE LA SEPTIÈME SATIRE.

1. Dans les séances solennelles, les professeurs et les agrégés sont rangés en fer à cheval sur des siéges placés au-devant de l'estrade où sont le doyen et les assesseurs.

2. Ce livre, le plus précieux des huit ou neuf que possédait l'École, ne fut prêté à Louis XI, qui voulait en faire prendre copie, que sous une caution de plus de 1000 livres, déposée par un riche bourgeois de Paris nommé Malingre.

3. La Faculté de médecine siégeait, au quinzième siècle, dans cette rue qui a conservé l'ancien nom que lui avait valu la quantité de foin amassée pour servir de litière aux élèves. La rue du Fouarre est une de ces rues sales et étroites situées aux environs de la place Maubert.

4. La plupart des docteurs remplissaient dans l'origine les fonctions de chantres.

5. Allusion aux examens actuels, où trois juges interrogent en deux heures quatre candidats, assis devant la même table.

6. La *vespérie* était une cérémonie qui précédait de quelques jours la réception au doctorat. (*Recherches historiques sur la Faculté de médecine*, par Sabatier.)

7. Ces banquets étaient obligatoires et aux frais du récipiendaire.

8. Les examens pour la licence et pour le doctorat duraient, en effet, toute une semaine, et de cinq ou six heures du matin à midi.

9. Symbole allégorique en vertu duquel le licencié épousait la Faculté; à cette époque les bacheliers et les licenciés faisaient vœu de célibat et perdaient leur titre en se mariant.

10. A Édimbourg, et dans plusieurs universités allemandes, on est admis aux examens sans avoir pris d'inscriptions et sans justifier du temps de ses études.

HUITIÈME SATIRE.

Le fisc aux mains rapaces!!!

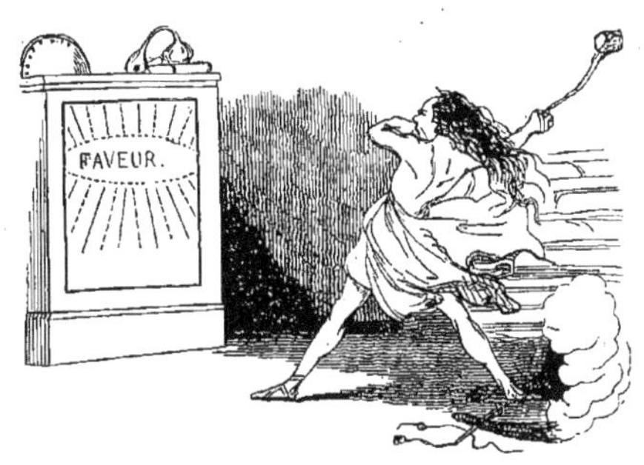

LA PATENTE ET LE DROIT D'EXERCICE.

Oui, l'on m'a vu sans doute avec peu de faveur,
Moi, critique chétif et modeste docteur,
Des médiocrités démasquer l'artifice ;
J'ai signalé l'intrigue et poursuivi le vice,

Et, Dantan poétique, en caustiques portraits
De chaque faux savant j'ai crayonné les traits.
Projectile échappé de ma fronde ennemie,
Mon vers a quelquefois meurtri l'Académie,
Et quelquefois encor d'un distique sanglant
J'ai de la fière École ecchymosé le flanc.

Mais qui peut m'accuser d'un littéraire crime?
Ai-je sacrifié quelque nom à la rime?
Montrez-moi le Quinault que mon injuste vers
Ou d'estoc ou de taille a frappé de travers!
Deux mille alexandrins sont sortis de ma plume;
J'atteins sous peu de jours la fin de mon volume;
Et des deux mille vers que je viens de tracer,
Il n'en est pas un seul que je doive effacer[1].....
Pas un... Je n'eus jamais de haineuses querelles;
Et si j'ai rembruni parfois mes aquarelles,

Au pastiche d'emprunt que je lave à pleine eau
Si parfois j'essayai mon rustique pinceau;
Si je n'ai point tenté l'épopée ou l'idylle
Sur la lyre d'Homère ou le luth de Virgile,
C'est que dès le début, comme frappée à faux,
L'hydre de la faveur renaissait sous ma faulx.

Signalant du pouvoir les actes arbitraires,
J'ai vanté cependant les vertus de mes frères;
Leur zèle m'inspirait; leur noble dévoûment
Rencontra dans mon cœur un sympathique aimant;
Aujourd'hui, si du fisc la stupide exigence
Une seconde fois provoque ma vengeance,
Me verra-t-on, plus faible ou plus mal inspiré,
Lâchement me soustraire à ce devoir sacré!
Non, non, je veux flétrir de trompeuses caresses;
On saura qu'à travers un luxe de tendresses

Mes yeux voyaient déjà dans de sinistres yeux
Briller l'ingratitude en reflets odieux;
Que pour moi, clairvoyant dans toutes les intrigues,
Déjà nos grands du jour escomptaient nos fatigues,
Et que l'on était prêt à tourner contre nous
Des secours qu'on dédaigne ou demande à genoux.
Quand de l'épidémie ils craignaient la victoire
Les lâches nous votaient un Panthéon de gloire;
La colonne trajane à notre dévoûment
Leur semblait, disaient-ils, un faible monument;
Leurs rubans cramoisis se déroulaient à l'aune.
Ah! pour des cœurs ardents où l'amitié bouillonne,
Qu'échauffe à notre égard une noble chaleur,
Mille médailles d'or ont trop peu de valeur!
Mais que l'épidémie un seul instant faiblisse;
Que l'espoir en secret dans leur âme se glisse,
A leurs yeux dessillés vous allez voir surpris,
L'or reprendre aussitôt sa valeur et son prix.
Des médailles d'argent la faible récompense
Serait un don trop lourd, une folle dépense,

Et le bronze que frappe un plus modeste coin
Suffit aux dévoûments dont on n'a plus besoin [2].

Comment a succédé, dans cet effort étrange,
Un long concert de blâme au concert de louange?
Des services passés, hélas! enorgueillis,
Dormant sur les lauriers que nous avions cueillis,
Notre esprit éprouvait une heureuse détente;
Nous croyons n'avoir plus à payer la patente,
Insensés!... Quoi! la chambre a cinq cents députés,
Tous payant plus ou moins, presque tous patentés;
Quoi! pour auner ses draps, quelle qu'en soit la laine,
On ose rançonner notre Cunin-Gridaine;
En dépit des faveurs d'un vote inféodé
L'épicier Ganneron, par le fisc taraudé,
Ne peut graisser ses doigts d'un paquet de chandelles
Sans payer la patente aux aides des gabelles;

Viennet paîrait lui-même un impôt annuel
S'il tenait ou l'avoine ou le foin d'Estagel;
Et nous, bons tout au plus en temps d'épidémie,
A qui nos loups-cerviers ne doivent que la vie;
Nous dont le dévoûment, si souvent exalté,
De tourments en tourments mène à la pauvreté;
Qui la nuit et le jour, des travaux les plus rudes
Sans cesse assaisonnons nos pénibles études;
Nous nous joûrions du fisc aux doigts longs et crochus,
Comme si, pavoisés des manteaux de Berchuz,
De larges diamants la poitrine parée,
Le front haut et superbe et la marche assurée,
Dans nos larges goussets, enseignes de trésor,
Sonnaient ou les Louis ou les Philippes d'or!
Comme si du crochet d'une brillante agrafe
Nous eussions arrêté l'aile du télégraphe;
Comme si, projetant l'immondice aux piétons,
Icares fortunés de brillants phaétons,
Des sables de Boulogne aux fanges de Lutèce
Nous eussions des huissiers dépassé la vitesse;

Et si le fisc enfin, au preste mouvement,
S'était à nous poursuivre essoufflé vainement!

Nous nous essoufflerions à le suivre nous-même,
Et sans pouvoir résoudre un pénible problème,
Payer sans recevoir... Au trésor envieux,
Bien portants, maladifs, pauvres, jeunes ou vieux,
Payons; car notre dette est inscrite au grand livre;
Et, le timbre à la main, l'huissier, prêt à poursuivre,
Nos douzièmes échus, avide et mécontent,
Semble indiquer du doigt qu'un receveur attend.
Croyez-vous qu'à vos pleurs sa rigueur compatisse?
Sur vous s'étend déjà la main de la justice;
Dans votre obscur réduit, au plus haut escalier,
Déjà sa main saisit un chétif mobilier;
Vos planches de sapin l'une à l'autre liées
Ornent du Châtelet les publiques criées.

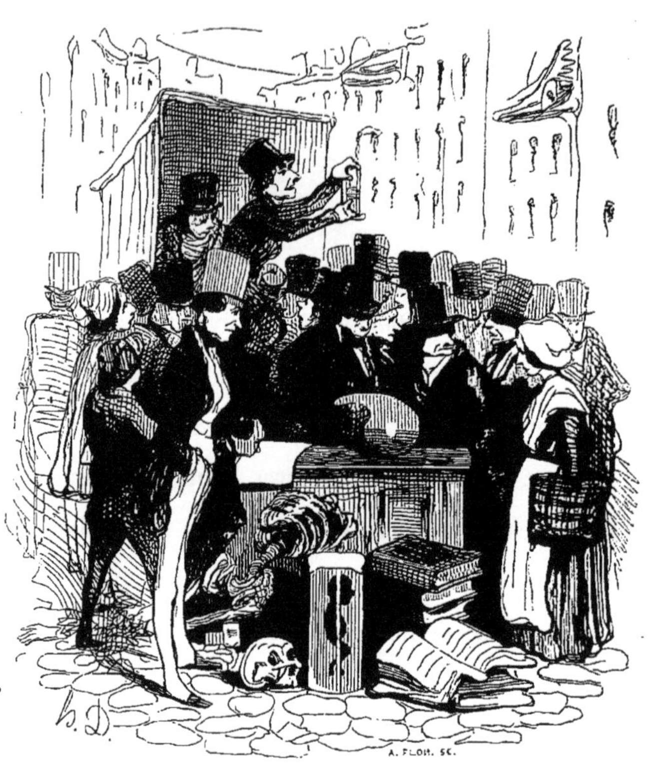

Heureux si le pouvoir par nos maux averti
Chez nous prenait exemple aux nègres d'Haïti!
Là de l'avide fisc l'exigence insultante
Des médecins aussi percevait la patente;

Et livré sans contrôle aux rigueurs des recors,
L'un d'eux y subissait la contrainte par corps.
Déjà depuis un mois l'infortune oubliée
Courbait sous le guichet sa tête humiliée;
Le président, instruit de cette indignité,
Fit au docteur français rendre la liberté,
Et prompt à satisfaire à sa voix mécontente
Un décret du sénat abolit la patente [3].

Autres lieux, autres mœurs; une indulgente loi
Permet au président ce qu'il défend au roi;
Chez nous s'il intervient, le royal Ministère
Rend les verroux plus lourds, la geôle plus sévère;
Le médecin chez nous subit tous les ennuis;
Au public riche ou pauvre il doit toutes ses nuits;
Et quand les feux du jour, les nocturnes gelées
Ont lentement miné ses forces mutilées;

Lorsque debout encore après un long réveil
Il a compté huit jours des heures sans sommeil,
Du civique fusil l'épaule embarrassée,
Et dans ses fourniments la poitrine encaissée,
On le voit d'insomnie et de labeur transi,
Prolétaire sans droits, corvéable à merci,
Flétri civilement d'une enfance éternelle,
Aux portes du château poser en sentinelle,
Et présenter, le front par son schako rayé,
Les armes au faquin qui ne l'a point payé!!!

Sous le joug des Germains pesamment avilie,
Nous trouvons plus d'égards dans la molle Italie;
Moins malheureux que nous, nos frères transalpins
Échappent aux lazzis des Mirabeau-Scapins;
Le fisc ne s'attend point à de viles aubaines;
Ils ne sont point inscrits dans les gardes urbaines,

Et peuvent sans soucis et sans impôts d'argent
Visiter l'infortune et soigner l'indigent[1].

Le médecin français d'un poison délétère
Doit s'infuser trente ans la putride atmosphère;
Et par trente ans de peine et trente ans de danger
Se faire un avenir incertain, mensonger.
Quand, sous un long travail succombant de faiblesse,
Le temps a découvert sa précoce vieillesse;
Qu'à peine il a gardé pour apaiser sa faim
Une mesquine épargne et des bribes de pain;
Pressuré de patente ou de droit d'exercice,
Mourant, il solde au fisc son dernier sacrifice,
Mort, sa veuve et ses fils du paternel foyer
Désertent tristement le modeste loyer,
Abreuvés de dégoûts, de douleurs, de misère;
Passants, jetez l'obole aux fils de Bélisaire,

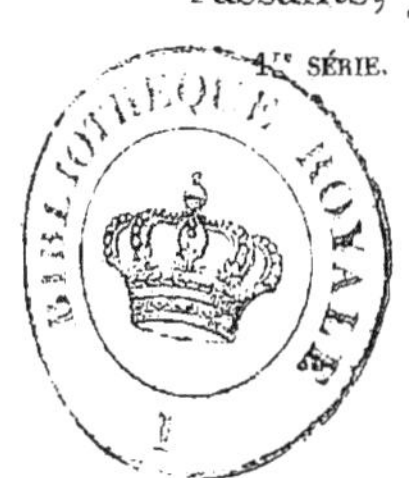

Jetez... leur père mort, forçat noble et sacré,
Des chaînes de son bagne est enfin libéré.

Au palais de Thémis, législateurs avides,
De l'urne du scrutin prompts à remplir les vides,
Dites s'il faut encor d'un impôt éternel
Nous soumettre au droit fixe ou proportionnel;
Dites si quelquefois votre loi somptuaire
A prévu qu'en mourant il nous faut un suaire,
Ou si le fossoyeur d'avance est convenu
De couvrir de poussière un cadavre tout nu!...

Mais la loi, dites-vous, cette loi sacrilége
Sur tous les créanciers nous donne un privilége,

Et, la mort arrivant, nous pouvons s'il nous plaît
Confondre notre dette aux gages d'un valet...

Merci... Notre science au sein d'un Dieu ravie
Apprend-elle à prix d'or à conserver la vie?
Nous avons plus d'orgueil et nous n'escomptons pas
Des frais enregistrés au comptoir du trépas.
Quittez donc le souci dont sans cesse on vous berce;
Elles nous iraient mal vos taxes de commerce;
De vos feintes faveurs nous n'avons pas besoin
Et rougissons pour vous de ce lugubre soin.
Exigeons-nous jamais des dettes contestées?
Jamais au tribunal nos traites protestées
Ont-elles, présageant la prison, les douleurs,
Arraché ces verdicts qui font couler des pleurs?
Hélas! si quelquefois nos veuves malheureuses
Invoquent en tremblant vos lois aventureuses,

Si, réclamant les droits d'un époux au cercueil,
On les voit s'avancer en longs habits de deuil;
Trop lentes à calmer leurs timides alarmes,
Et les yeux encor pleins de douloureuses larmes,
Contre d'ingrats clients en termes de palais
Présenter leur supplique à vos juges de paix;
Adulateurs zélés de l'aveugle fortune,
Ces juges, fatigués d'une plainte importune,
S'étonnent qu'on attache un prix à des travaux
Qu'a largement payés l'éloge des journaux [5]!!!

Suivez-nous maintenant dans vos champs, vos montagnes,
Nous, serviteurs de glèbe, ilotes de campagnes,
Qu'un manant va narguer de toute sa hauteur,
Qu'on rabaisse au niveau du dernier rebouteur;
Dont la garde-malade ose avec arrogance
Discuter le conseil, critiquer l'ordonnance,

Quand nous seuls répondant de tous les insuccès
Devant les tribunaux soutenons les procès;
Nous, qu'on traque à plaisir, dont le chétif domaine
Semble servir d'appât à l'injustice humaine;
Nous, sans discernement, au parquet corrigés,
Victimes de sa haine ou de ses préjugés[6];
Nous, dont vous exigez un constant sacrifice.

Sans regret nous paîrons votre droit d'exercice;
Mais donnez-nous au moins, donnez-nous l'impudeur
De citer devant vous un ingrat débiteur;
A ceux dont le rebut sans cesse nous outrage
De refuser nos soins donnez-nous le courage.
Ou, si vous l'aimez mieux, privez donc de son pain
Ce malheureux qui souffre et dont les fils ont faim;
Prélevez sur leur sang un impôt qui vous tente;
Allez, les mendiants paîront notre patente;

Nos soins leur sont gratuits, à tous distribué
Par eux notre travail n'est pas rétribué.
Au fond de leurs greniers envoyez donc vos gardes ;
Allez, ils vous paîront... Et si dans leurs mansardes
Quelque argent se découvre à votre œil étonné,
Prenez-le, car c'est nous, nous qui l'avons donné! !

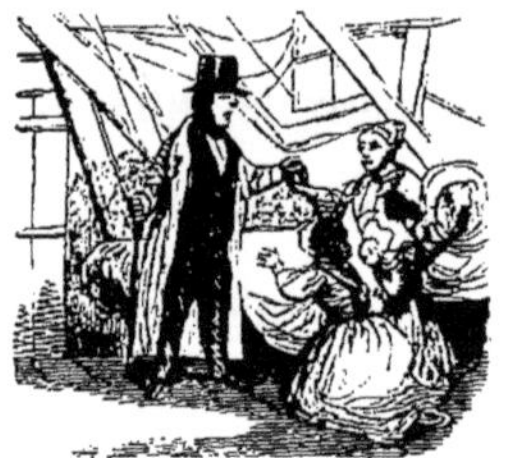

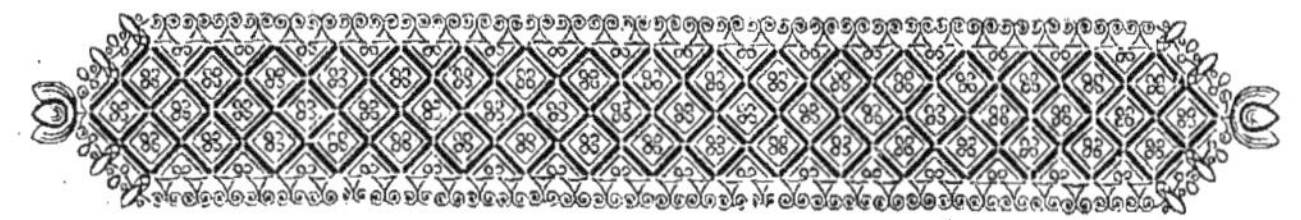

NOTES

DE LA HUITIÈME SATIRE.

1. Hormis les mauvais.

2. Voir, pour la confirmation de ce fait, la spirituelle brochure de M. Louyer-Villermay neveu, sur la patente des médecins.

3. En visitant l'île d'Haïti pour des recherches d'histoire naturelle, le docteur Alexandre Ricord apprit qu'un confrère de ses compatriotes venait d'être mis en prison pour n'avoir pu payer sa patente; le docteur Ricord demanda au président J.-P. Boyer de le faire mettre en liberté, et d'abolir la patente pour éviter que ce désagrément n'arrivât à d'autres médecins. Son excellence fit droit à ces deux demandes, et depuis lors les médecins ne paient plus de patente à Haïti.

4. Les médecins sont, en effet, exempts de tout droit d'exercice et de tout service dans les gardes urbaines en Italie; ils y sont aussi exempts de la contrainte par corps.

5. Ce fait est historique. La *Gazette des hôpitaux* (Lancette française), et après elle tous les journaux, ont répété le fait suivant : Madame Asselin, veuve d'un médecin mort du choléra, réclamant près du juge de paix du sixième arrondissement des honoraires dus par un malade que son mari avait sauvé de cette affreuse maladie : « Je m'étonne, dit le juge, de cette réclamation ; les médecins n'ont-ils pas été assez récompensés par les éloges des journaux !!! »

6. Les condamnations de MM. Hélie, Thouret-Noroy et autres, viennent à l'appui de ce que nous avançons ici sur la partialité de certains tribunaux.

NEUVIÈME SATIRE.

De son passage est-il un roi qui laisse
Au pauvre peuple un si doux souvenir ?

BÉRANGER.

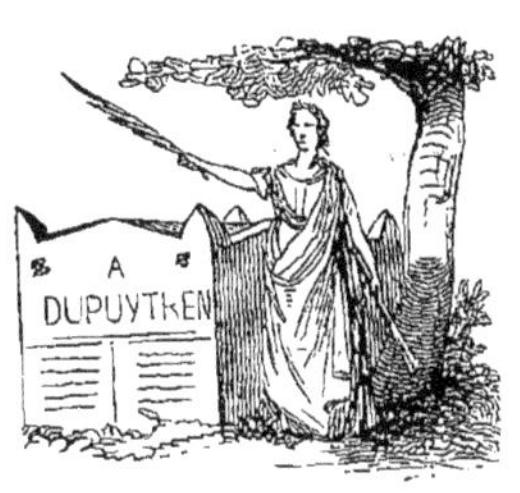

LES FUNÉRAILLES DE DUPUYTREN.

Quand le triste parti dont Périer était l'âme,
D'un effort couvulsif agitant l'oriflamme,
Au reflet incertain de pâles oripeaux
Guidait son corbillard vers le champ du repos;
Aucun trépignement n'accompagnait cette ombre,
Et le corps revêtu d'un voile froid et sombre,

Quittant son frac de cour pour des habits de deuil,
Officiellement descendait au cercueil.
Ah! ce n'est point ainsi que des luttes publiques
Arrivaient au tombeau ses amis politiques,
Tribuns morts à la tâche et martyrs de leur foi,
Et Lamarque, et Constant, et Manuel, et Foy.

On entendait alors gémir la France entière;
Et du peuple agité l'ondoyante bannière,
Belle de chevelure, à plis désordonnés,
Marchait à des signaux que nul n'avait donnés.

Plus calme, et cependant non moins grande et moins belle,
Où se rend cette foule à marche solennelle,

Que les larmes aux yeux suit un peuple en haillons,
Et dont les rangs épais confondent les sillons?
Est-ce encore un Périer dont la vie éclatante
S'entoure au dernier jour d'une pompe insultante,
Et du funèbre char, du coûteux monument
Quelque nouvel impôt paîra-t-il l'ornement?...
Un impôt, dites-vous? Ah! dans ce long cortège,
Que de soldats armés un faible rang protège,
Où d'un modeste éclat brillent quelques rubans,
Sont trois mille écoliers qui sortent de leurs bancs;
De trois mille habits noirs la lugubre harmonie
Trahit l'incognito de la cérémonie.
Cette robe écarlate à reflet incertain,
Elle s'usa trente ans aux travaux du matin,
Et la croix d'officier sur ce cercueil jetée,
Que par les pleurs, le sang, d'autres ont achetée,
Dupuytren la gagnait, lorsque, croisant leur feu,
Les obusiers royaux mitraillaient l'Hôtel-Dieu,
Ou qu'aux murs de Paris, sous sa porte envahie,
Il étanchait le sang versé pour la patrie.

Voyez qui suit le char, sans croix, sans ornements :
C'est le vengeur de Ney, l'intrépide Excelmans;
Là de Rotschild à pied la tristesse opportune
Cache sa baronie et voile sa fortune.
L'Institut, il est vrai, du public débordé
Semble suivre à regret sous son habit brodé;
Et, Pindare éternel, au luth académique
Pariset en bronchant fausse un panégyrique.
Pêle-mêle après lui, Villemain et Thenard
De leurs regrets publics ont affiché le fard,
Et de la Faculté risiblement drapée,
Troussant nonchalamment une robe fripée
Le doyen qu'embarrasse un public curieux,
Lève moins hardiment ses erratiques yeux,
Et le front traversé d'une profonde ride
Pour la première fois rougit et s'intimide.

Loin tous ces histrions et leurs feintes douleurs!
Donnez à notre deuil de véritables pleurs;
Pourquoi n'a-t-on pas vu, sur une humble civière,
Ses propres infirmiers porter au cimetière
Le corps qu'on eût couvert du plus grossier linceul,
Où la reconnaissance eût écrit un nom seul,
Dupuytren... Par ce nom aussitôt dominée,
A ses justes regrets la foule abandonnée
Eût avec plus de pleurs et de recueillement
Du moderne Paré suivi l'enterrement.
Mais on s'était nourri de plus haute espérance;
Pardonnez..., il avait un gendre pair de France,
Et d'un nom sans aïeux, à moderne écusson,
On a cru qu'il fallait rehausser le blason...
Pardonnez..., c'est le fruit des chimères humaines,
C'est le dernier écueil des vanités mondaines,
Et ce haut catafalque, à grands frais élevé,
Est un néant de plus qu'un mortel a rêvé.
Venez donc, noble comte, orgueilleuse famille,
Vous qui portiez son nom, vous qui fûtes sa fille,

Comtesse de Beaumont, retenez vos douleurs;
Dupuytren vit encor, pourquoi verser des pleurs?
Pourquoi ces chants de mort, ces hymnes tarifées?
Sa gloire a traversé de stériles trophées;
C'est son corps seulement que d'un pas solennel
Mille hommes vont porter au repos éternel.

Ah! quand pour honorer sa dépouille mortelle,
A ce char triomphal la jeunesse s'attelle,
Et qu'en rangs épaissis, au funèbre cordon
Sa populaire ardeur se jette à l'abandon,
Vaisseau désemparé battu par la tempête,
Le char incline au loin son imposante tête,
Et son front couronné de panaches mouvants,
Où semblent se jouer les funéraires vents,
Marie au bruit lointain de l'essieu qui résonne
Le long balancement d'un salut monotone.

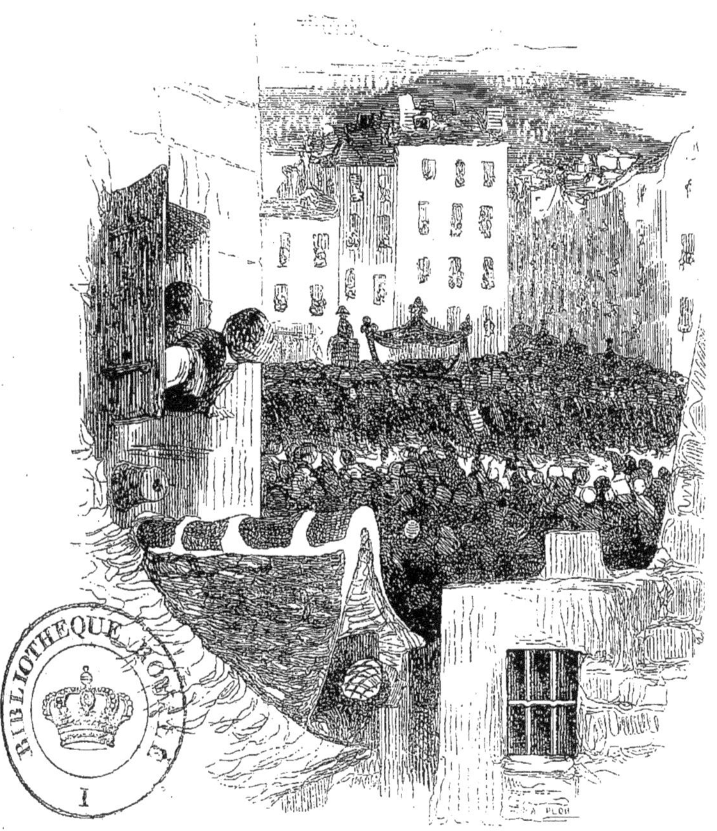

BIBLIOTHÈQUE ROYALE I

Que l'École à son gré s'impose tous les ans
Des pleurs officiels pour deux cent mille francs[1],
Par de honteux desseins qu'une main égarée
Brise du testateur la volonté sacrée,

Dans la terre qu'on jette au funèbre ravin
D'un odieux regard qu'on cherche un pot-de-vin;
Ah! laissons célébrer d'une voix attendrie,
Des générosités d'étroite coterie,
Et, guidés par l'espoir d'un sordide intérêt,
D'un illustre mourant marchander le secret.

Oh! que d'autres pensers ont soulevé notre âme!
Noblement consumé d'une plus pure flamme,
Il faut pour nous séduire un but moins outrageant
Que des comptes de banque et des liens d'argent.
Oui, malgré l'âpreté d'un rude caractère
Et les mille défauts que l'amitié doit taire,
De son mandat divin hautement convaincu,
Qui, mieux que Dupuytren, aura jamais vécu?
Vous, dont le cœur pétri d'une cupide argile
A si mal pénétré notre saint Évangile,

Qui, la jauge à la main, dans un dédain profond,
De notre dévoûment croyez toucher le fond,
Sachez que nul de nous à ses pensers n'allie
Le rebut dégoûtant d'une boueuse lie,
Et que le pharisien qui hantait le saint lieu
N'a jamais sous nos traits profané l'Hôtel-Dieu.
Qui donc nous aurait vu sur ses humides dalles,
Les pieds emmaillotés de brillantes sandales,
Et le corps enchâssé dans de soyeux Thibets,
Refuser des secours que l'on paie au rabais,
Et, charançons hardis à la trompe ennemie,
Du travailleur souffrant sucer l'économie?
Ils ne sont pas chez nous, mais au rang des boursiers,
Les Walpole honteux, les Fouquet dépensiers;
Et notre Dupuytren, dont la haute fortune
Comme un fardeau trop lourd déjà vous importune,
Savez-vous les travaux où furent épargnés
Ses quatre millions loyalement gagnés?
L'or ne lui parvint point en oisives rosées;
Et son vieil habit vert à coutures usées

A de secrets comptoirs ne s'est jamais sali.
De billets d'hôpital son gousset est rempli,
Votre main, qui se porte à ses larges sacoches,
N'a qu'un pain de deux sous à tirer de ses poches [2];
Et son pied est chaussé, sur un sol dévorant,
Du sabot limousin qu'il avait en entrant [3].

A ses travaux pourtant que d'heures dépensées!
Que de fois, dominé par de graves pensées,
On le vit, sans regret écourtant son sommeil,
Aux heures du matin devancer le soleil!
Soit qu'il livre aux baisers d'une aurore brillante
A l'orient d'été sa crinière ondoyante,
Soit qu'aux brumes d'hiver sous l'horizon chenu,
L'astre long-temps tardif cache un front terne et nu,
Aux tristes ægrotants qui peuplent ces demeures,
Dupuytren tous les jours va consacrer cinq heures;

Et devant deux cents lits deux cents fois arrêté,
Reculant les jalons d'un art illimité,
De ses plus hauts secrets dépouille la nature.
Vingt ans il sait garder sa noble dictature;
Au seuil de l'Hôtel-Dieu, Cincinnatus altier,
Du soc de sa charrue improvise un levier,
Et des rameaux épars du chêne qu'il émonde,
Son cerveau tout-puissant fertilise le monde.

Et comment voulez-vous qu'il ne féconde pas,
Ce concours d'auditeurs qui suit partout ses pas,
Qui, de chaque malade environnant la couche,
Recueille la parole au sortir de sa bouche,
Et n'attend tous les jours qu'un geste, un mot de lui,
Pour réfléchir l'éclat dont son regard a lui?
Prêt à jeter son germe au sein d'un sol fertile,
Voyez-le traversant le vaste péristyle;

Le long tablier blanc battant sur son talon,
Sa jambe qu'emprisonne un étroit pantalon,
Ses cheveux gris flottants sous sa vieille casquette,
Sa tenue à la fois négligée et coquette,
Son torse vigoureux, comme un buste ébauché,
Sur un axe inégal négligemment penché;
Tout commande chez lui le respect et la crainte;
Mais ses traits sont creusés d'une fatale empreinte,
On dirait qu'aux soupçons dont il fut obsédé
Cet homme malheureux a constamment cédé;
Que contre les ennuis auxquels il est en butte
Il veut éterniser une incessante lutte!....
Voyez-le promener ses yeux presque égarés,
Mâcher entre ses dents ses ongles déchirés;
Il voit, il entend tout, le moindre bruit l'éveille;
A l'inquiet écho d'une électrique oreille,
Le seul nom d'un rival à voix basse épelé
Vibre comme un bourdon à grand bruit ébranlé.
A sa fierté pourtant croyez-vous qu'il déroge?
Tandis que du regard la foule l'interroge,

Qu'elle le juge en proie à des pensers distraits,
D'une lèpre douteuse il a saisi les traits,
Deviné le fongus à l'aspect équivoque;
A l'illustre étranger qu'à dessein il provoque,
Par un mot caressant de sa bouche sorti,
Il se plaît à donner un sanglant démenti,
De questions sans fin l'assaille et le torture,
Lui dément tour à tour, lui prouve une fracture,
Et d'un abcès profond, qu'il l'oblige à nier,
Son scalpel insolent traverse le foyer.

Non que j'aime à vanter cette humeur tracassière;
Louangeur maladroit de tours de gibecière;
D'un complaisant discours oserais-je étaler
Des actes déloyaux que je voudrais céler?
Ah! sous un autre aspect admirons le grand homme!
Est-ce Barthe ou Dupin que Dupuytren se nomme?

Talleyrand médical, doit-il à tout propos
Briller de repartie et s'user en bons mots?
Bientôt il y perdrait sa finesse et sa grâce....
Mais tremblant sous le coup d'une haute disgrâce,
On l'a vu, dira-t-on, sans esprit et sans sel,
Dans les salons royaux égarer un missel [4].....
A de tels souvenirs pourquoi hocher la tête?
Aux faiblesses de cour l'homme aisément se prête,
Et l'État, s'il répugne à de lâches moyens,
Doit au lieu de sujets former des citoyens.

On ajoute qu'un jour la royauté flétrie
Au baron maladroit refusa la pairie,
Et que par cet échec son pays averti
Du mandat-citoyen ne l'a point investi;
Et cependant juillet, en dénudant le trône,
A brisé son solstice et hâté son automne!

C'est alors que l'hiver, pour lui plein de frimats,
L'atteignit sans pitié sous les plus chauds climats,
Et de son froid manteau comprimant sa pensée,
Nous rendit au printemps sa grande âme glacée [5]!.....
Cygne brillant et sourd à l'homicide glas,
Dont le chant immortel échappe au coutelas,
Les siècles rediront ses succès et sa gloire;
Rien ne peut lui ravir sa page dans l'histoire,
Rien, ni ses envieux à grotesques fureurs,
Ni ses rares amis, ni ses propres erreurs.
L'hôtel-Dieu, dont la mort enveloppe les salles,
Ne peut garder mémoire aux vanités royales,
Et le vain nom de Charle au haut du mur tracé,
Par le souffle du peuple est bientôt effacé [6].
En ces lieux on dédaigne une auguste visite,
La chaux ronge ou déteint la pourpre parasite;
Et quel que soit le champ du royal écusson,
Qu'un légitime lys en orne le blason,
Ou qu'en un jet bâtard vainement arrosée,
Y pousse à l'aventure une tige croisée,

Il n'est plus désormais de gloire et d'avenir
Que pour ceux dont le peuple a gardé souvenir.
Le nom de Montyon résiste à la chaux vive;
Là, non loin de Gilbert, l'INFORTUNÉ CONVIVE [7],
Au marbre consulaire écrits en lettres d'or,
De Desault, de Bichat les noms vivent encor,
Et mieux qu'aux parchemins d'une bulle encyclique,
Au registre immortel d'une autre république,
D'une main prolétaire aux modestes crayons
Le nom de Dupuytren emprunte ses rayons,
Tandis que, grâce aux sucs des royautés pourries,
L'herbe va croître aux lieux qu'on nommait Tuileries.

Ah! c'est que de sa gloire, immortel artisan,
Dupuytren dans ces lieux ne fut point courtisan;
C'est qu'il s'y revêtait d'un magnifique rôle,
Que les mille auditeurs nourris de sa parole,

D'une docte harmonie inépuisable écho,
Eussent bâti sous lui les murs de Jéricho;
C'est que veuf d'une voix dont on était avide,
Elle remplit encor l'amphithéâtre vide,
Vide.... car son génie, hélas! nous a quittés.
Qui donc, rendant la joie à nos fronts attristés
Et de nos jeunes gens relevant l'espérance,
Osera recueillir sa triste déshérence?
Qui donc, ardent et calme, et plein d'un noble orgueil,
Nous fera désormais admirer son coup-d'œil?
Qui, sur ce vieux fauteuil, silhouette magique,
Le corps rapetissé sur un pivot oblique,
La voix basse et d'un timbre à tons faibles mais clairs,
De son cerveau grandi lancera des éclairs?....

Ah! quand on a vécu d'une si haute vie,
Qu'à l'immortalité le trépas nous convie,

Si notre char de mort y monte sans cahot,
Qu'importe que l'on meure une heure, un jour plus tôt;
Qui ne voudrait au prix de telles destinées,
De vingt ans de douleurs abréger ses années,
Dût, sur son front brûlé d'un été sans printemps,
Comme un marteau de plomb tomber la faulx du temps.

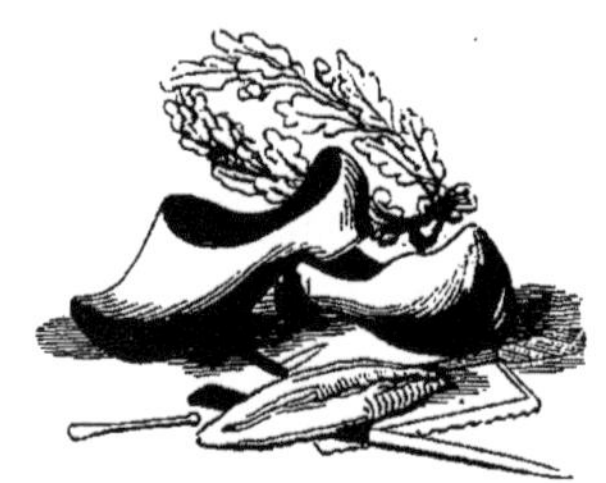

NOTES

DE LA NEUVIÈME SATIRE.

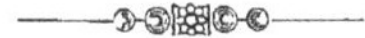

1. Dupuytren a laissé deux cent mille francs pour la fondation d'un musée d'anatomie pathologique. La volonté du testateur n'a pas été respectée; on a voulu fonder avec cela une chaire.

2. Autrefois les médecins et chirurgiens de l'Hôtel-Dieu avaient droit à un déjeûner dans la maison; ce déjeûner a été supprimé, mais l'usage s'est conservé de donner à chacun d'eux, tous les matins, une *flûte* ou petit pain, que Dupuytren emportait dans sa poche comme tous ses collègues.

3. En hiver Dupuytren se rendait presque tous les matins à pied à l'Hôtel-Dieu, chaussé de sabots, selon l'usage de son pays.

4. Allusion à un reproche qu'on a adressé généralement à Dupuytren.

5. Après sa première attaque d'apoplexie, Dupuytren a fait un voyage en Italie.

6. Sous la restauration on lisait sur les murs de l'amphithéâtre de l'Hôtel-Dieu l'inscription suivante : *Charles X a visité l'Hôtel-Dieu*, *le*... Cette inscription a été effacée et le buste enlevé aussitôt après les trois journées.

7. On sait que le poète Gilbert est mort à l'Hôtel-Dieu; les vers auxquels il est fait allusion ici sont gravés sur le mur. On voit en entrant à gauche, dans le péristyle, une inscription semblable, placée sous le consulat, en l'honneur de Desault et de Bichat.

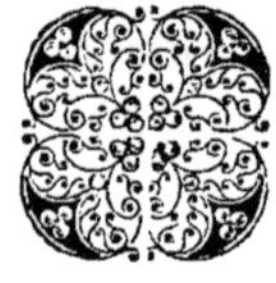

DIXIÈME SATIRE.

« . . . . Et cependant, comme il n'y a pas que des dupes en cette affaire, on ne saurait appeler un trop grand jour sur elle; c'est là le vrai moyen d'éclairer le public et d'en finir avec les charlatans!! »

(Guérard, *Dictionn. de médecine.*)

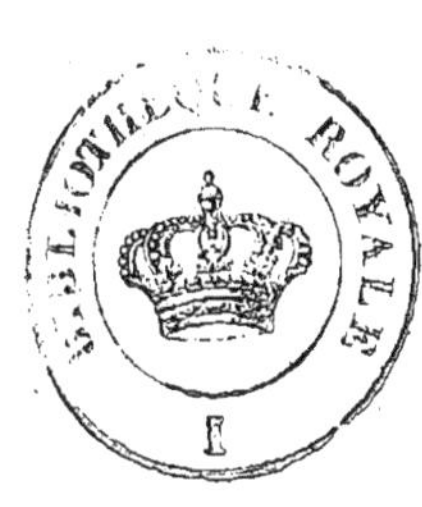

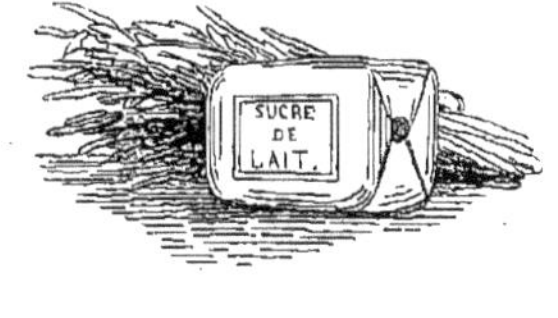

L'HOMOEOPATHIE.

Oh! quand à Vanhelmont, d'hérésie entachée,
L'audacieux Mesmer arrachait son archée,
Et qu'au baquet sacré ses harmoniques sons
De ses magnétisés égayaient les leçons;
Qu'à l'ormeau-Busancy par passes symétriques
Puységur infusait ses vertus magnétiques;
Quand du saint Hohenlohe aux crédules dévots
La poste transmettait les miracles nouveaux;
Ou que dissimulant ses doctrines lascives,
Habile à se vernir de teintes progressives,

Aux pieds du tribunal, le front haut, l'œil hagard,
Enfantin épuisait le pouvoir du regard;
Qui l'eût dit que bientôt une secte nouvelle
Proclamant au hasard sa lutte industrielle,
D'Hohenlohe, Mesmer, Puységur, Saint-Simon,
Oserait affronter le mystique renom?
Thérapeutes chétifs et dont le frac laïque
Trahit l'incognito d'un dogme prosaïque;
Dont le char embourbé, sur un pesant essieu
A peine à soutenir leur prosaïque Dieu;
Ont-ils pour excuser des essais inhabiles
Le poétique élan des antiques Sibylles?
Brûlants d'enthousiasme et les yeux égarés,
Les voit-on quelquefois sur leurs trépieds sacrés
Hurler péniblement d'audacieux oracles?
Où sont leurs prédicants, leurs martyrs, leurs miracles?
L'agent mystérieux dont ils sont dominés
Commande-t-il la crainte à nos sens fascinés,
Et feront-ils passer sous nos yeux incrédules
De nouveaux possédés, de nouveaux somnambules?

Ah ! pour le malheureux qui les suit et les croit
Ils n'ont qu'un regard morne et qu'un langage froid ;
On les voit tristement en lignes décimales
Ranger des unités infinitésimales,
Et sans discernement, sans puissance et sans choix,
Chaque médicament se déplace à leur voix.
Ils disent qu'à nos maux l'ignare médecine
Comme aux temps d'Hippocrate offre en vain sa piscine,
Que depuis deux mille ans triste et préoccupé
Par des docteurs sans foi le monde fut trompé.
Comment croire en effet qu'au jeu de nos organes
La nature marâtre a caché ses arcanes,
Et que dans les débris d'un corps inanimé
Ils échappent au feu qui nous a consumé !
Sur le siége du mal, sur ses causes premières,
Avons-nous donc besoin de nouvelles lumières ?
Des symptômes groupés cette cause ressort !
C'est LA FORCE VITALE EN TOTAL DÉSACCORD[1] !!!

Qu'à cette vérité votre foi soit ouverte;
Hahnemann mit douze ans à cette découverte [2]!
Douze ans de longs travaux qu'éclaira le soleil,
Douze ans où de ses nuits fut troublé le sommeil!!!
Grâce à lui, désormais vingt siècles de ténèbres
Cessent d'être livrés à des lueurs funèbres,
La saine vérité de ses doigts éclatants
Va rayer le mensonge au registre des temps....

A quelles vanités notre orgueil nous expose!
Recherchant de nos maux la nature et la cause,
Ignares médecins, savons-nous seulement
Que de ces maux LA PSORE est l'unique ferment [3]?
Oui, cet infortuné que le cancer dévore
Doit ses élancements à la hideuse psore;
Cet autre qu'envahit un pus tuberculeux,
Ou qu'étouffe le croup, qu'est-il donc? un galeux..

Il n'est pas de douleur que la psore n'avive.
Vous souffrez des élans d'une migraine vive ;
Inexpert naviguant le ressaut du hamac
A, de chocs imprévus, froissé votre estomac ;
Vos flancs sont largement distendus par l'ascite ;
Au milieu des transports d'un amour illicite
Le chant d'une Sirène au brisan d'un rescif
Des avirons d'Hygie a privé votre esquif :
Gardez-vous d'accuser l'ascite ou la migraine ;
La psore et non l'amour usa votre carène ;
Le temps en fait saillir les mille trahisons ;
Locuste lui devait ses plus cruels poisons,
Et sans l'activité de sa marche ambiguë
Impunément Socrate aurait bu la ciguë.

Hélas! lorsqu'en nos murs la misère engendra
Ce fléau dévorant qu'on nommait choléra [4] ;

La mort, dit Hahnemann, trempait sa faulx brutale
Aux réservoirs affreux du virus de la gale;
Et dans nos corps livrés aux tourments de l'enfer,
D'avides Acarus [5] plongeaient leurs dents de fer.
Et moi qui, sur la foi des matrones de Corse,
Du derme boutonneux étudiais l'écorce;
Qui, crédule et sans crainte, aux rayons du soleil
De l'horrible sarcopte épiais le réveil;
Qui, dormant sur la foi d'un heureux horoscope,
Apprenais de Raspail à lire au microscope;
Moi qui m'inoculais, sans froncer le sourcil,
L'animal à sillons dont je suivais le fil;
Détracteur insensé d'une nouvelle secte,
J'observais et la vie et les mœurs de l'insecte,
J'allais peindre ses traits d'un innocent pinceau,
Et nourrir de mon sang un vampire au berceau.....
Malheureux..., j'aurais donc, jouant avec la psore,
Ouvert imprudemment la boîte de Pandore;
Et sans les bons avis de l'illustre Hahnemann,
Livré notre univers aux dents d'un caïman!

Hahnemann m'épargna ce désespoir d'Oreste;
Lui seul m'a préservé du contact de la peste;
Calmant en un clin-d'œil mon odorat tendu,
Le suc de pulsatille au millième étendu,
De son sucre de lait imbibe les globules[6];
Son parfum se répand en invisibles bulles;
Par mon actif cerveau le remède est couvé,
La psore est expirante et le monde est sauvé.

Ah! pour l'esprit du sage il n'est point de vétille...,
Que dis-je!.. est-il besoin du suc de pulsatille?
Croyez-vous qu'Hahnemann, esclave d'un seul fait,
N'offre qu'un amalgame à son sucre de lait?
D'un mélange hardi quelquefois il ordonne
Au millionième un grain de belladone,
Et mille fois dissous le camphre ou l'aconit
A l'heureux véhicule et s'infuse et s'unit;

S'il nous faut témoigner des vertus du mélange,
Une femme crédule a pris trois mois le change,
Elle a substitué trois mois innocemment
Des capsules de chasse à son médicament;
O merveille de l'art! de la fébricitante
Les capsules doublaient la vertu militante,
Et grâce au long repos de l'indolent mari,
La boîte s'est vidée, et la femme a guéri.

Simili simile [7]... Honte pour Hippocrate;
La nature sans lui s'est fait homœopathe;
Au feu de la rougeole, et par un coup de dé,
Une dartre rebelle a bien des fois cédé;
Telle au bras vigoureux qu'on plonge dans la glace,
La chaleur est éteinte, et la rougeur s'efface;
Mais bientôt bouillonnant d'une vive chaleur,
Les irritables chairs ont repris leur couleur;

Simile simili... C'est la loi de nature ;

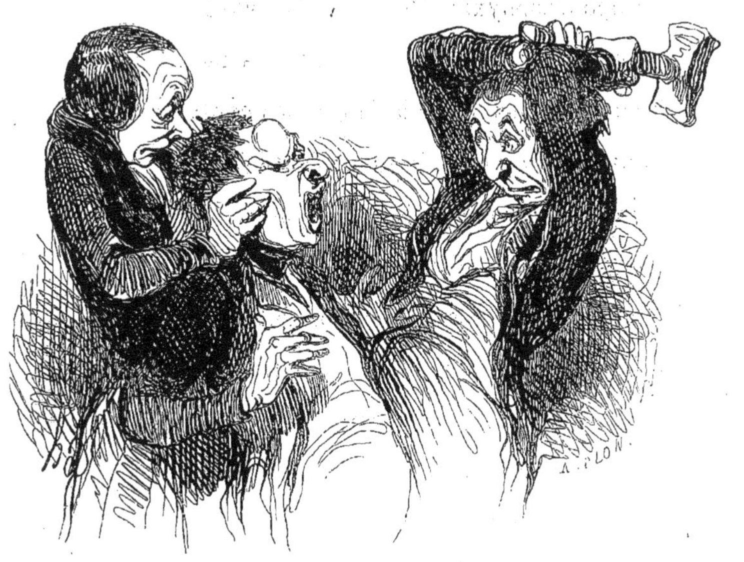

Brûlons-nous jusqu'aux os pour braver la brûlure,
Un froid de vingt degrés amène le dégel,
Et criblé de blessure, on se rit du duel [8].

Cependant si, pourvu d'une âme moins stoïque,
Timide et redoutant le remède héroïque

Dans le Rhône ou le Rhin vous tombâtes noyé,
Si, frappé d'asphyxie, étouffant, foudroyé,
On veut bien vous livrer à des soins sanguinaires,
Hahnemann vous invite à l'appel des contraires,
Et vous pouvez alors, dressant l'auto-da-fé,
Rallumer votre vie aux laves du café [9].
De l'homœopathie admirez l'artifice;
C'est quand vous êtes mort qu'on fait un sacrifice;
Mais la main qui prescrit un emplâtre de poix
De vos démangeaisons ne sent pas moins le poids [10].
Ah! sans l'alternative où le sort l'a placée,
Elle vous eût couvert de choucroûte glacée [11];
Et pour mieux satisfaire à votre corps souffrant,
Eût changé votre lit peut-être en restaurant!
Encor, si leur palais, dont le bon goût les flatte,
Se contentait de mets à dose homœopathe;
Si la truffe à parfum dont Véfour est garni
Pouvait se *diluer* pour eux à l'infini;
Si de leur estomac les ardeurs animales
S'apaisaient aux saveurs infinitésimales;

Vous pourriez bien alors, pour plus de sûreté,
Homœopathiser aussi votre santé,
Et pour lui témoigner vos transports légitimes,
Payer l'homœopathe en modestes centimes [13].

Fier des lambeaux épars de son pourpoint troué,
Vous le verriez alors, d'un visage enjoué,
A travers les haillons que son orgueil défie,
Trahir l'émotion de sa philosophie.
Ah! qu'il serait heureux de cet événement!
Tout est vertu chez lui, désintéressement;
Au tonneau dénudé du nouveau Diogène
S'assied dévotement la charité chrétienne;
Mais aux lieux où l'aumône a sonné dans sa main,
Le rencontrerez-vous encor le lendemain;
Aux fastes bienheureux de sa maigre légende
Inscrira-t-il encor la folie allemande?

Disciples d'Hahnemann, vos hauts faits sont connus;
N'accusez pas d'erreur nos esprits prévenus;
Vos secrets sont à jour, et notre complaisance
Dans son laisser-aller vous donna trop d'aisance;
Trois mois à l'Hôtel-Dieu Bally vous a soufferts;
Trois mois il vous laissa ses registres ouverts;
Dans ses essais Andral a mis un soin extrême;
Qu'a-t-il fait, cependant, qu'avez-vous fait vous-même?
Un de vos adhérents, dans sa sincérité,
Du poste de l'honneur seul n'a pas déserté [13];
D'autres ont fui bientôt une funeste lice;
Transfuges de combats, mais héros de coulisse,
Comme à Polichinelle on fournit des tréteaux,
Ils voudraient qu'on dressât pour eux des hôpitaux [14];
Si, sur les ais mal joints d'un tremplin à bascule,
Ils pensent se soustraire aux traits du ridicule,
Que sur leurs corps sanglants en pétille le sel;
Bouillaud les signala manquants à son appel;
D'Andral et de Bally la voix sonore et forte
A proclamé tout haut que leur doctrine est morte,

Et la France entendra cet unanime cri
Que de tous leurs clients PAS UN SEUL N'A GUÉRI.

Vous qui de bonne foi suiviez des rêveries,
Désabusez-vous donc, quittez ces jongleries.
Persistez-vous encor?... voyez le charlatan
Qui va nous étourdir du bruit de son tam-tam,
Devant qui sous vos yeux une foule se rue;
Vous semblez dédaigner l'empirique de rue,
Et votre front rougit des sataniques tours
Du dentiste ambulant qui pose aux carrefours;
Vous croyez l'accabler d'un courroux légitime.
Eh bien, plus que pour vous j'ai pour lui de l'estime;
Pourquoi fixer sur lui des yeux pleins de courroux?
Soyez plus indulgents, car il vaut mieux que vous.
A mentir au public votre esprit se torture;
Plus franc il a du moins affiché l'imposture,

Et montre aux yeux de tous, en dépit de la loi,
Plus d'esprit, plus de grâce et plus de bonne foi.

Descendez, descendez dans votre conscience;
Croyez-vous qu'Hahnemann ait fait de la science?
Pouvez-vous à travers sa lourde fausseté
Écrire un nouveau fait, lire une vérité?
Ah! de l'infortuné que tourmentent ses songes
Supportons les erreurs, pardonnons les mensonges;
L'enthousiaste ardent dont le front égaré
Sort des plis rayonnants de son manteau sacré,
On peut le plaindre encor, quelquefois on l'admire;
De sa seconde vue on suit le point de mire;
Sous le bras opprimant d'un despote vainqueur
On voit luire ses yeux, on sent battre son cœur;
Dans les frémissements d'une pénible extase
Il se débat au moins sous le Dieu qui l'écrase;

Mais le froid imposteur qui, trompant froidement,
Ment à sa conscience et sait fort bien qu'il ment;
Dont l'avide calcul a caché l'imposture;
Qui voit sa base fausse et qui pourtant l'assure;
Du poids du déshonneur que son nom soit flétri;
Que l'avenir vengeur l'attache au pilori.
Je préfère cent fois ce moderne copiste,
L'homme aux six traitements, l'électro-terpathiste;
Au public confiant il prédit mieux son sort;
Il a pris pour enseigne une tête de mort [15].

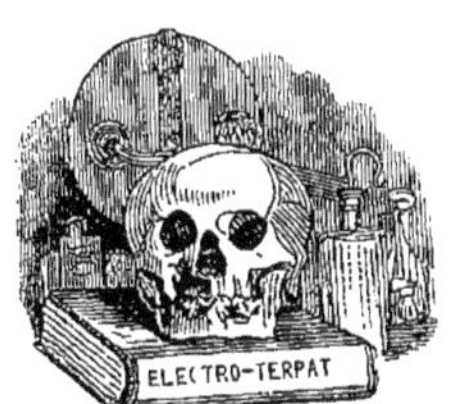

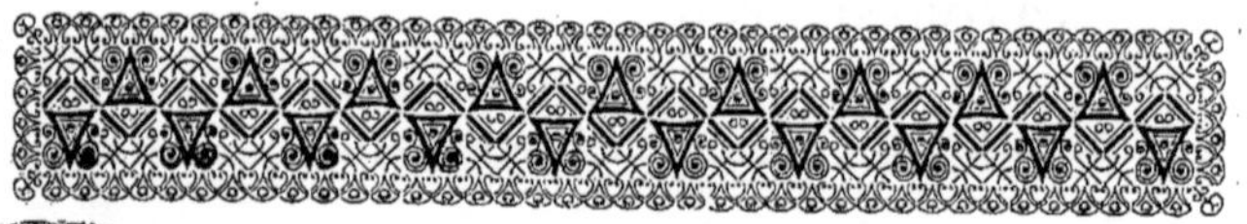

BIBLIOTHÈQUE ROYALE
I

NOTES
DE LA DIXIÈME SATIRE.

1. Tout ce qui précède contient l'exposé fidèle de la doctrine d'Hahnemann; ce dernier vers présente textuellement la définition qu'il donne de la maladie. (*Organon*, p. 4 et ailleurs.)

2. C'est ce qu'il dit lui-même. (*Ibid.*, p. 175.)

3. « Mais depuis tant de siècles, ils (les médecins) n'ont pu guérir les innombrables affections chroniques, parce qu'ils ignoraient que le miasme psorique (la gale) en fût la source, découverte qui appartient à l'homœopathie, et qui l'a mise en possession d'une méthode curative efficace. Cependant ils se vantaient d'être les seuls dont le traitement fût rationnel, etc.» (*Organon*, p. 11.)

4. Les homœopathes disent hautement qu'eux seuls peuvent guérir le

choléra; qu'ils aillent donc en toute hâte essayer leur méthode à Marseille!!! (Note de la première édition.)

5. On sait que la gale est maintenant assez généralement attribuée à la présence d'un insecte (sarcopte, acarus), dont on a définitivement constaté l'existence à l'hôpital Saint-Louis, par suite du prix qu'a proposé et décerné M. Lugol.

6. Tout ceci est textuel. (*Organon*, p. 15.)

7. Loi fondamentale de la doctrine d'Hahnemann.

8. Conséquences forcées de la loi des semblables.

9. Textuel. (*Organon*, page 165.)

10. « Je me reproche d'avoir autrefois emprunté les allures de l'allopathie en conseillant d'appliquer sur le dos, dans les maladies psoriques, un emplâtre de poix qui provoque des démangeaisons, etc. Je retire le conseil que j'en avais donné. » (*Ibid.*, p. 5 et 6.)

11. Hahnemann conseille à plusieurs reprises l'emploi de la choucroûte glacée sur les membres congelés. (*Ibid.*, p. 101 et 102.)

12. On assure qu'un malade a payé un homœopathe en lui envoyant un centime.

13. M. Curie.

14. Tout ceci est de la plus grande exactitude; on sait que les homœopathes ont demandé l'autorisation de fonder un hôpital, un dispensaire, etc. C'est ce qui a amené à l'Académie la discussion qui a tué leur prétendue doctrine.

15. M. Bachoué de Lostalot a fait distribuer des prospectus dans lesquels il se dit l'inventeur de la médecine électro-terpathique; ses prospectus portent une tête de mort.

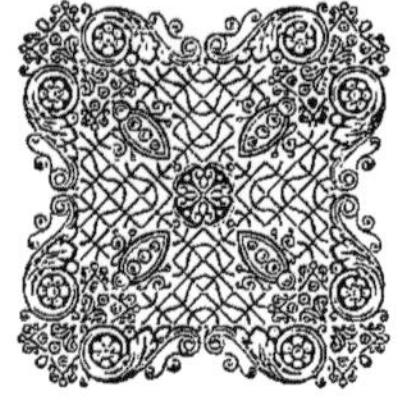

ONZIÈME SATIRE.

« Ni l'enseignement, ni la science n'ont de chef. Vous entendez un professeur prouver au Muséum que celui de la rue Saint-Jacques vous a dit d'absurdes niaiseries, et l'homme de l'École de médecine soufflette celui du Collége de France... Si le gouvernement avait une pensée, je le soupçonnerais d'avoir peur des supériorités réelles qui, réveillées, mettraient la société sous le joug d'un pouvoir intelligent. Les nations iraient alors trop vite, et les professeurs sont chargés de faire des sots. »

(DE BALZAC, *Livre mystique*, p. 248.)

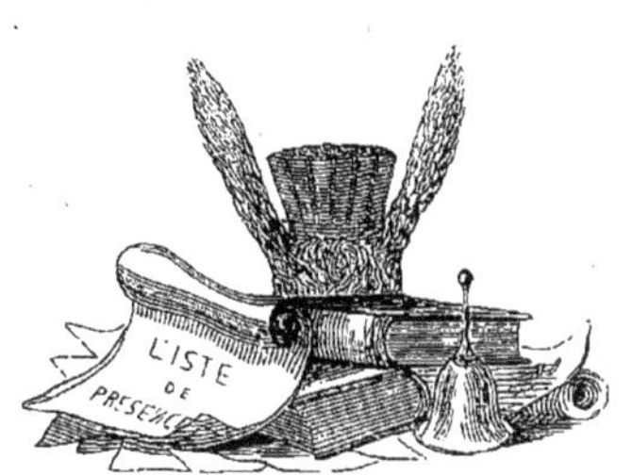

LES PROFESSEURS, LES AGRÉGÉS, LES PRATICIENS.

LES PROFESSEURS.

Qu'est-ce qu'un professeur ? Un chanoine profane
Dont le bonnet est rond au lieu d'être carré,
Qui, sans contradicteurs, discute et se pavane,
Et prêche pour le moins aussi bien qu'un curé.
Jadis, le chef coiffé d'une vaste perruque,
Il bravait sans danger l'inclémence des airs ;

Rien ne couvre aujourd'hui le pelé de sa nuque
Qu'un faux toupet ou des poils clairs.

Vers midi, tous les jours, sortant de sa demeure,
Bien chaud et bien muni d'un ample déjeûner,
Il court aux examens sommeiller sept quarts d'heure,
Et palper le jeton qui grossit son dîner.
Jadis on le voyait en argots ridicules
Des imberbes docteurs instruire le procès;
Aujourd'hui, mieux coupé de points et de virgules,
Il délire en maigre français.

Il a le maintien haut, la voix acariâtre;
Mais quoique sans pitié déchirant les auteurs

Il revête sa robe et ses airs de théâtre,
Ses bancs restent, hélas! dégarnis d'auditeurs.
Jadis sous Galien, somnolent autocrate,
Aux lois de l'humorisme il se crut engagé;
On le voit de nos jours exhumer d'Hippocrate
Un solidisme mitigé.

Des leçons de son cours qu'il disposa par cases,
Chaque texte est écrit dans le fond d'un tiroir;
Et comme à l'improviste il jette en paraphrases
Le sermon que d'avance il récita le soir.
Jadis quelques deniers étaient sa récompense,
Du maître et de l'élève honorable lien;
De nos jours ce qu'il vend à cent francs par séance,
Qui de nous le voudrait pour rien [1]!

LES AGRÉGÉS.

Est-ce assez, dira-t-on, ou dois-je mettre en cause
De chétifs agrégés... aujourd'hui quelque chose,
Demain rien, vains roseaux qui n'ont jamais pensé,
Et sur un sol ingrat ont au hasard poussé?
La sève que six ans d'indolence ont tarie
Refuse son soutien à leur tige amaigrie,
Et la mort les atteint, non pas certes la mort
Qui de la vie humaine affaisse le ressort,
Qui du funeste choc de ses bruyantes ailes
Abat incessamment des phalanges nouvelles;
Qu'on arme d'une faulx, dont le long bras ailé
Sort menaçant des plis de son plaid étoilé;

Mais cette mort bénigne, à caressante bouche,
Dont la grâce séduit et dont le regard touche,
Qui vous prend d'une main à potelé contour,
Vous conduit mollement loin de l'éclat du jour,
Et d'un ton doucereux, d'un gracieux sourire,
Vous invite au silence et vous défend d'écrire :
Non point enfin la mort qui de sa rude main
Frappa vingt ans trop tôt Bichat et Dupuytren ;
Mais celle qui tua dès qu'on les vit éclore
Les Bougon, les Guilbert et tant d'autres encore.

De profundis pour eux... D'autres mieux inspirés
Pèsent avec orgueil sur les parvis sacrés ;
L'œil fixé sur l'école, à sa borne-fontaine
On dirait qu'à longs flots coule leur hippocrène ;
Prestidigitateurs à maniement adroit,
Sur un jeton d'ivoire ils martèlent du doigt ;

Un son mat c'est le plein, un son creux c'est le vide...
Miracle !... hallucinés par un miroir perfide,
Quand le public moqueur a sifflé leurs discours
Ils s'applaudissent eux... Nés pour tous les concours,
Un jour nous les verrons aux clos de Béotie
S'inscrire candidats du prix d'idiotie.

Rêveurs infortunés et qui font peine à voir,
Confiants le matin, désespérés le soir,
Esclaves d'un doyen, courtisans de la presse,
Offrant à tout venant leur menteuse tendresse,
Au cou de l'écrivain roulés à l'abandon,
Qui de leur amitié lui prodiguent le don,
Et dans leurs bras ardents l'étoufferaient peut-être...
Quand tout-à-coup, ô ciel! arrive... qui?... le maître...
Il faut les voir alors sur eux-mêmes tordus
Jeter obliquement des regards éperdus;

Leur main qui vous pressait comme à défaut d'une autre
Se rétrécit, se crispe et glisse dans la vôtre.
Ils n'osent rien brusquer ; ils savent que demain
Une plume de fer armerait cette main,
Et qu'un mot échappé d'une bouche hardie
Peut déchirer la trame aux doigts qui l'ont ourdie.
Mais au secret dépit d'un despote ombrageux
Se forme quelquefois l'avenir nuageux ;
Une pierre qui tombe ébranle l'édifice,
Et pour un lourd échec il ne faut qu'un caprice.

Oh ! qu'ils se vengeront d'un débat irritant !
Comme ils vont dès demain, dès ce jour, à l'instant,
Pourvu que l'écrivain dont la fierté les glace,
Dédaigneux et superbe, ait déserté la place ;
Comme ils vont sur leur claie aux clous longs et ténus
De ressaut en ressaut traquer ses membres nus,

Et comme sans danger, sans frein d'ignominie,
Ils vont sur un absent verser la calomnie !...

Vos baisers imposteurs ne m'en imposent pas,
Lâches... sachez donc bien qu'il est d'autres Judas,
D'autres vous-même enfin, assiégeant ma demeure,
Par qui la trahison est trahie à toute heure ;
Délateurs mutuels, concurrents d'un vil prix,
Qui viennent tous les jours mendier nos mépris...

Et voilà les bienfaits d'une puissante école ;
Voilà ce qu'elle veut, voilà quel est son rôle !...
Dégradant sans pudeur des hommes d'avenir,
Et rougissant leur front d'un honteux souvenir,

Elle leur dit : Rampez, rampez, qu'en cette boue
A mes pieds vaniteux s'imprime votre joue,
Ou, malgré vos six ans d'un pénible travail,
Je saurai des faveurs fermer le soupirail ;
Rampez... ou pour vous tous l'arène sera close ;
Votre nom au concours sera mis hors de cause ;
Sachez que le scrutin se fait dans nos bureaux,
Oui, c'est nous qui votons, nous professeurs MORAUX !

A l'austère vertu consacrez donc un temple.
De leur moralité voulez-vous un exemple ?
Il est récent..., d'hier... Fatigué de longs cours,
Desgenettes d'un aide appelle le secours ;
Il offre Broussais fils... Le scrutin se partage ;
Six votes font à trois un égal avantage...
Un second tour survient..., le scrutin cette fois
A l'élu légitime a ravi ses six voix !!!

Et voyez ce que peut une urne indépendante!
Un des trois candidats, dont la cause est pendante,
Déjà touche au budget plus de cinq mille écus,
Et c'est lui qu'on choisit avec sept voix de plus!

Tambours, battez aux champs! que des mains tarifées
A l'autel doctrinaire appendent les trophées!
Gloire, gloire au doyen!... Quel triomphe si beau
Sous des pieds d'agrégé mit jamais l'escabeau!
Quand les étudiants aux joyeuses nuées
Ont-ils mieux applaudi... Mais j'entends des huées;
Quel Dandy, pourchassé de rires et de cris,
Sous le chant marseillais traverse tout Paris?...
Que vois-je... ô criminelle... incroyable licence!
C'est lui que l'on poursuit avec tant d'indécence,
Lui, chargé de veiller sur la science et l'art,
Lui, dernier rejeton de nos Royer-Collard...

Osez donc vous targuer d'une illustre origine,
Descendez de Platon, d'Aristote ou de Pline,
Loin des rayons brûlants d'un soleil du midi,
Qu'aux stalles d'Opéra vos lauriers aient verdi,
Et Caton de boudoir, sans que le pied vous glisse,
Ayez trois ans entiers régenté la coulisse;
Pour que l'École un jour, dans ce Paris crotté,
Prompte à vous assourdir de chants de liberté,
Oppose à vos leçons de criardes orgies!...
Ah! plutôt de Véron éteignant les bougies,
Qu'on vous voie à rebours d'un édit de bon ton
Aux nymphes du ballet raccourcir le jupon...
Chef d'orchestre ambulant et prêt à perdre haleine,
Guidant la carmagnole à voix républicaine,
Convive haletant au café des Anglais,
Armé de pâtés chauds, de radis et d'œufs frais,
De la foule joyeuse et qui remplit la rue,
Les gants jaunes aux poings, défiez la cohue;
Noble fils des Vatel et des Montalivet,
Faites pleuvoir sur eux l'arsenal de Chevet;

BIBLIOTHEQUE ROYALE

Et sur les ennemis dont vous jonchez la place,
Amoncelez des flots de sorbet et de glace!....

Ah! lorsque flétrissant le plongeon des valets
Notre faculté-peuple ahurit de sifflets
Le pouvoir-faculté..., la doctrinaire meute
Courrait sus au scandale et crierait à l'émeute;
Et de sots écrivains d'un blâme fanfaron
Masqueraient sans rougir leur désaveu poltron!...
Non, ces honteux complots il faut qu'on les déjoue;
Et tant qu'un souffle d'air soulèvera ma joue,
Que cet air que j'aspire en sorte avec émoi;
Mes lèvres, je le sens, se froncent malgré moi,
Sur les bords amincis de ma bouche meurtrie
En sifflements aigus ma clé résonne et crie.

LES PRATICIENS.

Loin de ces intrigants et de ces froids rhéteurs,
Mes yeux avec plaisir errent sur les docteurs,
Praticiens obscurs, et dont la modestie
Obtient tous mes égards, toute ma sympathie.
Là sont indépendance et pensers généreux ;
Honneur à leurs travaux, amour sacré pour eux !
Hélas ! lorsqu'en nos champs, où l'hiver les assiège,
Leurs pas mal assurés chancèlent sur la neige,
L'homme de la charrue aux bras jeunes et durs,
Près du foyer brûlant, à l'abri de ses murs,
Trouve un pavé bien sec, une table égayée ;
Rien ne trouble la paix de sa chaude veillée ;

Ni la pluie obstinée à battre son auvent,
Ni le double fracas de la grêle et du vent,
D'éléments courroucés convulsive agonie,
Ne peut de son sommeil déranger l'harmonie.

Las des courses du jour, des nocturnes travaux,
L'humble praticien aime aussi les pavots;
Mais le sommeil à peine, écartant la lumière,
A de sa lourde main pesé sur sa paupière,
Un triste messager, matinal Lucifer,
Se pend les bras tendus à son marteau de fer;
Comme aux échos des bois le cor et vibre et sonne,
Telle sur son chevet la sonnette résonne;
En sursaut il s'éveille, et par le froid raidi
Fouille à demi vêtu son âtre refroidi;
La canne d'une main, le manteau sur l'épaule,
Aiguille tremblottante et qui cherche le pôle,

On le voit aux lueurs d'un fanal scintillant
Dans une mare d'eau se glisser à pas lent.
Son feutre ploie et rompt, le flot qui le traverse
Aux plis de son manteau tombe en pesante averse ;

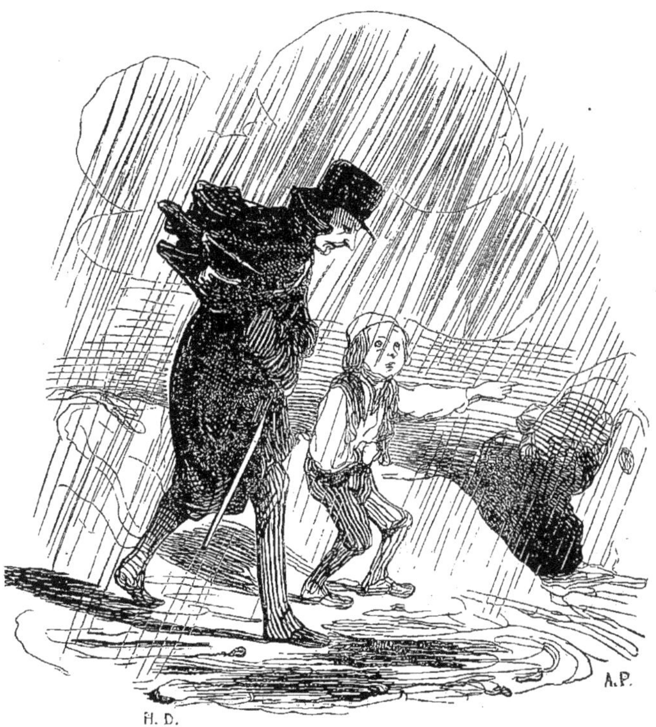

Qu'importe, il défîra le vent et les glaçons ;
Car un vieillard est là sous de fièvreux frissons ;

Une mère est en pleurs et tremble pour sa fille ;
La mort atteint peut-être un père de famille,
Ou par une matrone à mourir condamné,
En cris sourds et plaintifs expire un nouveau-né...
Il arrive... à sa voix l'haleine est suspendue,
On écoute en silence et l'oreille tendue ;
Brama descend du ciel ; omnipotent Wishnou,
On l'embrasse en pleurant, on l'adore à genou...
Mais des soins généreux et des conseils qu'il donne
Qui donc lui saura gré?... Qui le paiera?... Personne.
Quand la reconnaissance avait parlé si haut,
Nul parmi ses clients qui ne fasse défaut ;
A peine dans sa main tombent quelques oboles,
En décimes cuivreux s'y changent les pistoles,
Ce n'est plus sous sa robe un pseudo-professeur,
Du titulaire oisif vaniteux assesseur,
Un agrégé de cour qui tous les ans cumule
Pour quinze mille francs d'or et de ridicule :
C'est, tombant à plat-ventre et de toute hauteur,
Un paysan de glèbe, un manœuvre-docteur,

Journalier qui sans fruit bécha cinquante années,
Et lègue à ses enfants les plus rudes journées.

Osez donc étouffer un monstre renaissant ;
De vos fiers osmanlis abattez le croissant ;
Promenez le niveau sur tous les priviléges ;
Point de hardi sultan pour de libres colléges ;
Point d'orgueilleux pacha, d'ambitieux visir ;
Disposant du pouvoir qu'ils prétendent saisir,
Par de larges gradins à l'avenir masquées,
Qu'on ouvre à deux battants la porte des mosquées,
Et que chacun de vous dont le savoir est prêt
Au peuple crie : Allah ! du haut d'un minaret.
Qui donc peut estimer mieux que moi la science ?
Et qui de la justice a mieux la conscience ?

Ralliant sans détour l'avenir au passé,
D'un tenace travail qu'on soit récompensé,
Mon juste orgueil s'incline et mes lèvres sont closes;
D'un onéreux traité je signerais les clauses.
Mais que des nullités à complaisant babil,
Des mannequins plissés qu'on fait mouvoir au fil,
A gants jaunes ou blancs, à science ignorée,
On nous veuille imposer la jeunesse dorée;
Que des Hallé d'un jour, sans pudeur et sans frein
Débitant leur leçon comme on chante un refrain,
Transforment hardiment sur une tête ignare
Le bonnet de docteur en hautaine tiare;
Troubadours de salons, chantres de madrigaux,
Qu'ils nous toisent de l'œil, et marchent nos égaux!

Que dis-je... nos égaux!... l'un d'eux se dit le maître.
Ah!... ce n'est pas le mien, c'est le vôtre peut-être...

Mais moi, s'il le fallait, moi, sur ces avortons
Des parchemins poudreux vidant tous les cartons,
Et tenant à deux mains de compactes volumes,
Encre, poudre, papier, bibliothèques, plumes,
Tout volerait sur eux... De leurs bouquins coiffés,
Sous leurs propres larcins désormais étouffés,
Des lourds in-octavos les masses refoulées
Par mes bras vigoureux sur leurs fronts empilées,
A peine suffiraient à de rudes combats !!!...

Eh bien !... qu'attendez-vous? sonnez le branle-bas;
Et vous, jeunes docteurs, hommes de forte trempe,
C'est à vous de siffler tout confrère qui rampe;
Sans fascines, sans torche et sans sédition
Élargissez la voie à votre ambition;
De vos hardis limiers dirigez les battues;
Vous n'aurez qu'à compter les pièces abattues;

Nous vous verrons alors en province, à Paris,
De votre art précieux connaissant mieux le prix,
Choyés de l'opulent, respectés du vulgaire,
Vivre où vos précepteurs ont végété naguère.

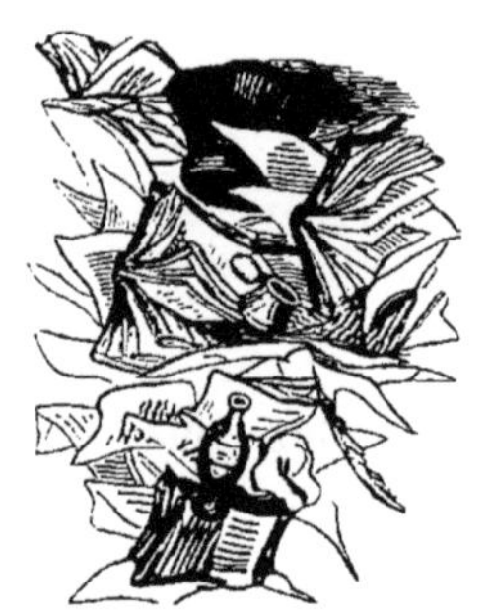

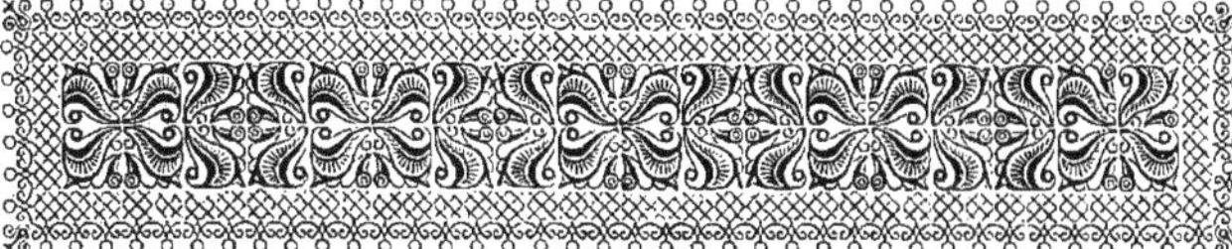

NOTES

DE LA ONZIÈME SATIRE.

1. Ces vers, comme on le pense bien, ne s'adressent pas à tous les professeurs, et les vers qui suivent ne sauraient sans injustice être appliqués à tous les agrégés. Il est dans ces deux classes des hommes distingués et honorables, parmi lesquels nous nous félicitons d'avoir des maîtres et des amis.

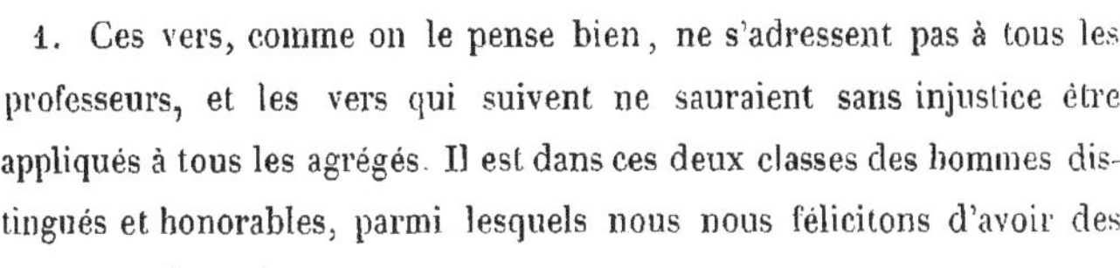

2. Le temps d'exercice des agrégés, précédé de trois ans de stage, est de six années; après cette époque ils ne conservent que le titre d'agrégés libres, et deviennent tout-à-fait étrangers à l'École.

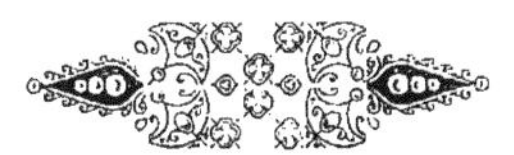

DOUZIÈME SATIRE.

« Il faut que tout homme travaille, toutes les fois que son organisation le lui permet ; autrement c'est un frêlon qui vit aux dépens des abeilles, et qu'on devrait écraser. »

(Dubois d'Amiens, *Traité des études médicales.*)

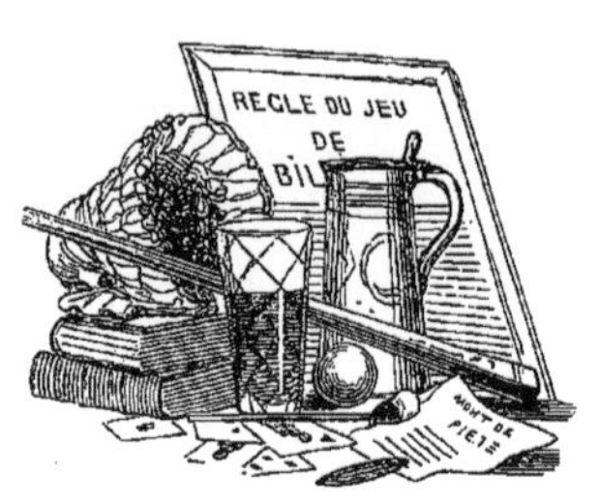

LES ÉTUDIANTS EN MÉDECINE.

Non, je ne vieillis point, mais des pensers cuisants
Aux rides de mon front ajoutent tous les ans;
Le siroc du désert qui prédit la tempête
De ses derniers cheveux va dépouiller ma tête,

Et deux lustres pourtant l'un à l'autre enlacé
Sur mon adolescence ont à peine passé.
Jeune, dans cette école aux banquettes poudreuses,
Apprenti chevalier de luttes chaleureuses,
Et d'arbitraires lois vainement assailli,
Que de fois sous mes pieds la poussière a jailli!
J'ai combattu dix ans et l'injure et l'outrage;
Et confiant encore en dix ans de courage,
Sous le vent du boulet je compte sans émoi
Les coursiers valeureux qui tomberont sous moi.
Mais à d'autres combats je dévouerai ma vie;
Grands du jour, pensez-vous que ma haine assouvie
Meure sans avenir quand j'aurai culbuté
Une charte d'école, un roi de faculté?

Au sol marécageux où mon destin m'entraîne,
Où trouver en effet une vive Hippocrène;

Comment à mon coursier donner un libre cours
Quand il me faut rimer à PATENTE, à CONCOURS;
Aux détails sans élans d'EXAMENS A L'ÉCOLE,
Mesurer à l'étroit ma hautaine parole,
Et près d'un Rubicon sans gloire et sans revers
Poursuivre un ORFILA du poids de trois cents vers?
Ah! qu'une fois du moins ma NÉMÉSIS choisie
Trouve plus d'abandon et plus de poésie!
Libre de bouillonner dans un vase moins creux,
Ma verve coulera comme un vin généreux;
A tous mes souvenirs ma mémoire est fidèle;
Aucun de mes amis ne s'est défié d'elle;
Je n'ai rien à laver, l'onde est claire en mon bain;
Je suis né, j'ai grandi, je mourrai CARABIN.

BIBLIOTHÈQUE ROYALE

Eh! quel cœur de vingt ans ne s'émeut et ne vibre
A l'aspect d'une vie insouciante et libre,

D'étude et de plaisir amalgame attrayant;
Où, bercé sur un siége élastique et pliant,
Jamais de durs soucis, de hideuses pensées
N'osèrent assombrir les actions passées;
Où gai d'un doux espoir, gai d'un doux souvenir,
L'œil plonge avec ardeur au riant avenir,
Et de brillants décors, de couleurs fortunées,
Y dessine à grands traits les joyeuses années.

Mais l'aurore a sonné son uniforme glas,
Mille souliers ferrés sillonnent le verglas,
Du foulard lyonnais la bouche enveloppée,
Par le vent froid du nord l'haleine entrecoupée,
Quand la neige en flocons blanchit au loin les toits,
Aux carrefours déserts, et soufflant dans leurs doigts,
Les carabins joyeux aux cohortes pressées
D'un labeur matinal nourrissent leurs pensées.

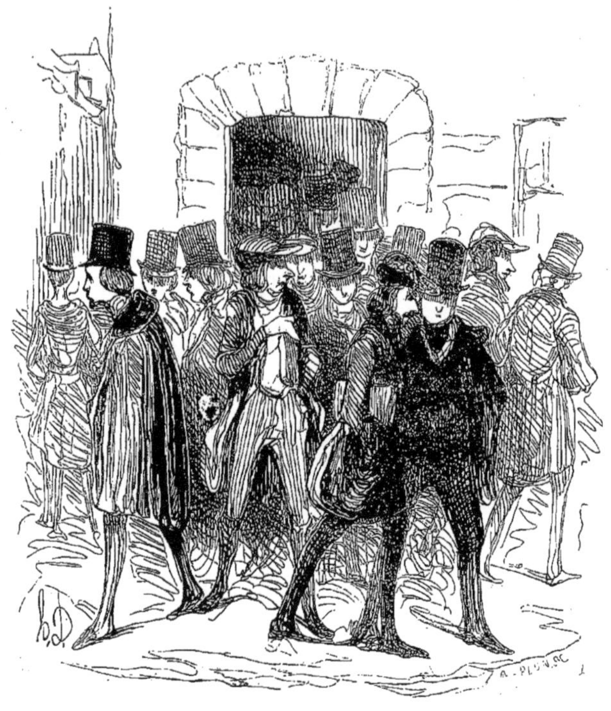

C'est l'heure où Dupuytren commençait sa leçon;
Où son expérience anime encor Sanson;
Où Bouillaud et Lisfranc vont ouvrir leur séance;
Lisfranc, dont on nous vit braver la médisance,

Jupin déboutonné, Mascarille tonnant,
Trop long-temps il brandit un foudre mal sonnant;
Aujourd'hui guidant mieux sa pittoresque verve,
Il rentre avec éclat au giron de Minerve;
Chastes sont ses pensers et pudique sa voix,
La presse qu'il respecte ornera son pavois;
Elle souscrit un pacte aux formidables haines;
Ses mains ont résonné dans nos mains phocéennes,
Et prompte à proclamer le ban de liberté,
LA LANCETTE elle-même a signé le traité.

Tombent les intrigants et périsse Carthage;
Jeunes gens, de vos mains aidez notre courage,
Qu'une école punique, un classique Ilion
Trouve en chacun de vous Achille ou Scipion;
De son vieil édifice à charpente pourrie,
Le dôme crevassé déjà s'affaisse et crie.

Mais le jour a marché ; sans souffrir de retard,
Un autre soin déjà vous appelle à Clamart ;
Aux hôpitaux partout se ferme la clinique,
Et Serres vous attend au cirque anatomique ;
Non ce cirque mesquin que releva sans art,
Aux frais de la cité le scholastique czar,
Où sur les pavés neufs l'école se pavane,
Usant comme un balai la classique soutane ;
Mais cette vaste arène à commun abreuvoir,
D'une science libre immense réservoir,
Qui n'a point de faveurs, ne cache aucun mystère ,
Et ne refuse rien au scalpel prolétaire.
Entrez, sur chaque table incessamment penchés,
Six travailleurs ardents ont les yeux attachés ;
Le scalpel aiguisé jamais ne se repose ;
L'un de filets nerveux poursuit l'anastomose,
Des muscles adhérents dissèque les faisceaux ;
L'autre cherche le point où naissent les vaisseaux ;
La scie à deux tranchants, empruntée à Charrière,
De la moelle spinale attaque la gouttière,

Et le crâne entr'ouvert sous les doigts enfoncé,
Cède aux coups de marteau dont il est crevassé.
Partout l'attention, l'étude sérieuse.

O vous, dandys de cour, à la bouche railleuse,
Ambulants professeurs qui dans nos carrefours
Préludez, en fumant, au scandale d'un cours;
Hallés qu'on improvise au feu de la coulisse,
Gardez qu'en ces travaux votre main se salisse!
N'allez pas revêtir, par un bizarre jeu,
Les mancherons à gaîne et le long tablier bleu!
Vos doigts s'érailleraient sur de grossiers suaires.
Ah! souillés du contact des débris prolétaires,
D'un sang putréfié négligemment imbus,
Seuls nous affronterons vos insolents rebuts;
Nous, carabins actifs dont la peau parfumée
Jamais de l'encensoir n'a subi la fumée,

Dont aucun ne fléchit et ne s'est inondé
De parfums d'odalisque et de lait amandé ;
Vos amis, ces amis au sourire incroyable,
Qui nous lorgnent au coin d'une opulente table,
Montrent avec dégoût nos ongles impolis,
Nos gants bruns et froissés que le sang a salis ;
Leur bouche a murmuré le mot poignant cynisme.
Eh bien, nous méritons votre fier ostracisme ;
Sur des charmes tachés de lys et de carmin,
Jamais n'a tressailli notre érotique main ;
Jamais le front paré de mensongers trophées,
Vainqueurs de ces Laïs à grand prix étoffées,
En des nuits de régence épuisant le trésor,
Le hasard des brelans n'a dévoré notre or.
Notre bourse est à sec et nos goussets sont vides ;
Mais, purs du vil contact de passions avides,
Nous a-t-on vu monter sur d'indignes tréteaux ?

La Sorbonne, il est vrai, veuve de Flicoteaux[1],
A vu de nos banquets, désormais assombrie,
Les refrains sans échos, l'allégresse tarie;
Des carrefours latins distrait, embarrassé,
Chavineau[2] se retire et n'est point remplacé;
Plus de beefteack saignant, d'entre-côte panée;
Du légume herbacé la verdure est fanée,
Qu'importe! le front haut, l'œil riant, le cœur gai,
Chargeant nos carafons du vin de Delaunay[3],
Et du buis infusé qui mousse dans nos verres
Décantant coup sur coup les bouteilles entières;
S'il le faut, abreuvés du liquide à pleins seaux
Que nous offre en passant l'AQUATIQUE Rousseaux[4],
En des toasts délirants, en d'aqueuses orgies
Qu'on nous voie épuiser le suif de nos bougies.

Ne l'épuisons-nous pas aux longs travaux des nuits?

Qui donc, nous condamnant à d'éternels ennuis,
Oserait nous ravir, d'un perfide artifice,
De nos illusions le triste bénéfice?
Quand, du matin au soir ployant sous ses travaux,
L'élève studieux passe à des cours nouveaux;
Des salles d'hôpital, ventouse mortifère,
Il aspire en son sein la putride atmosphère;
Le bagne où nous vivons, aux miasmes diffus,
Lui promet tous les jours la fièvre et le typhus...
Sait-on bien ce qu'il faut pour de telles études?
Sait-on tous ses efforts? sait-on ses habitudes?
Croit-on que tout se borne à de sales dégoûts?
Ah! l'on se fait bien vite à l'odeur des égoûts,
Et la mort, dernier terme et repos sans secousse,
Quand on la voit deux jours n'a plus rien qui repousse!
Mais l'homme, obscur jouet des craintes, des douleurs,
Qu'un bistouri déchire et qu'inondent ses pleurs;
L'homme, qu'on va soumettre à des tortures lentes,
Dont le corps est sanglant et les chairs palpitantes,
Qu'il faut de dévouement, qu'il faut d'humanité

Pour braver d'un œil sec sa longue anxiété?
Au fond de notre cœur refoulant nos alarmes,
Notre âge de plaisir passe au milieu des larmes;
Aussi quel abandon, quel amour parmi nous!
Les mêmes sentiments nous réunissent tous;
Commensaux conviés à la même fortune,
Le but nous est commun et la bourse commune;
Il n'est pas un de nous qui, prodigue à demi,
Ne puise librement au gousset d'un ami.
Vienne le lendemain que l'avare caresse;
Une FLUTE[5] suffit à la faim qui le presse;
Et tout souci d'argent de son cœur est rayé :
Il aura du travail, SON CADAVRE EST PAYÉ!

Et quand il n'a plus rien à lier dans sa bourse,
Quand il dîne au pain sec, déjeûne au pas de course,
Quand trois fois s'essoufflant à traverser Paris,

Du modeste omnibus il redoute le prix,
Ah! du moins laissez-lui sa délirante joie
Et les rares plaisirs où son âme se noie;
Laissez-lui, s'il le faut, vers le déclin du jour,
Sa lingère à l'œil vif, haletante d'amour;
Pour prix de ses attraits que lui demande-t-elle?
Malines peut garder sa superbe dentelle,
Et Ternaux, descendant de rabais en rabais,
Fabriquerait en vain les plus soyeux thibets;
Elle n'emprunte rien aux vals de Cachemire;
Dans un miroir fêlé la coquette se mire;
Une toile commune aux fils rudes et torts
Sous sa dure enveloppe emprisonne son corps;
Et rempart impuissant, sous des mains sacriléges,
Elle seule a payé l'écharpe de Baréges.
Quelquefois, il est vrai, suspendue à son bras,
Elle rougit, se trouble et demande tout bas,
De cet accent moelleux qui pénètre et qui touche,
Un doux engagement à son ardente bouche;
Alors, peut-être alors au seuil du Luxembourg,

Bobineau lui promit moisson de calembourg;
Aux combats glorieux d'Aboukir et du Caire,
L'affiche a marié les exploits de Macaire...
Mais qui donc vous repousse avec un froid dédain,
Et ferme avec fracas la grille du jardin?
Le Luxembourg, en proie à d'insolents outrages,
N'a plus ses rêves frais, la paix de ses ombrages;
Et pareil aux fossés qu'on a comblés à ras,
Son front est éborgné d'un informe platras;
Ses élégantes cours se changent en casernes;
Les fusils sont chargés; inspectant les gibernes,
L'HOMME-ROUGE, celui qui tue à trente pas,
Envie à Bobineau ses innocents trépas,
Et s'apprête à greffer, au fil de sa sagaye,
La gloire transnonaine et les lauriers de Blaye.

Et pourquoi s'étonner d'un présent désastreux?

Hélas! le temps n'est plus des pensers généreux;
Lorsqu'à ses premiers jours, éperdue et tremblante,
L'autorité tendait une main suppliante;
Et lorsqu'abandonnée à d'odieux détours,
Ses faux embrassements couraient les carrefours,
On vous vit, déployant des programmes crédules,
Prêter votre crédit à ses humbles cédules;
Car votre cœur, privé de honteux sentiments,
Ignore le parjure et se fie aux serments,
Et pour des intrigants à vile coterie
Verserait un sang pur qu'on doit à la patrie.
Jeunes, mais réfléchis; ardents, mais généreux,
L'École vous reproche un vouloir chaleureux;
Vous aimez le scandale et protégez le vice,
Dit-elle!... Vous, grand Dieu! vous aimez la justice.
Indoctes à fléchir sous le joug d'un doyen,
Façonnés de bonne heure aux droits du citoyen,
De votre cœur ardent la jeune exubérance
Désapprouve l'intrigue et flétrit l'ignorance.
Le jour viendra bientôt où vos maîtres altiers,

Habiles à franchir de ténébreux sentiers,
Les yeux fixés au sol, le front couvert de honte,
De leurs longues erreurs auront à rendre compte,
Et la toge usurpée, et l'ignare bonnet,
Tomberont en lambeaux sous votre martinet.

Marchez donc le front haut et la tête levée;
La terre qui vous porte est solide et pavée;
Marchez... Soit qu'arrivant de rivages lointains,
Aux brumes de Paris encore mal déteints,
Paris émerveillé se récrie et s'étonne
Du hâle qui brunit votre tête bretonne;
Soit que dans votre cœur de dévouement grandi
Rebondisse en torrent la lave du midi;
Telle dans son harem l'odalisque voilée,
Telle dans nos caveaux la plante étiolée,
Tel, à l'ombre qne jette un soleil réfléchi,

Votre cœur s'est calmé, votre teint a blanchi.

Un an, peut-être, un an votre voix délirante,
Dernier mugissement d'une vague expirante,
Livrée à de bruyants, d'intermittents éclats,
Sonnera coup sur coup son irritable glas;
Mais bientôt le contact d'austères habitudes,
Et de graves pensers, et de graves études,
Changent, en comprimant un jet prématuré,
Ces feux sans consistance en un feu lent, sacré,
Qui, rongeant en secret les âmes embrasées,
Brûle sans étincelle et s'étend sans fusées.

Tels vous êtes, amis, tel moi-même je fus ;
L'infortune jamais n'éprouva vos refus;

Jamais, hors du contact de honteuses pensées,
Espérances d'honneur ne furent mieux placées;
Vienne donc le pouvoir vous accuser demain,
Je le ferai rougir, votre vie à la main.

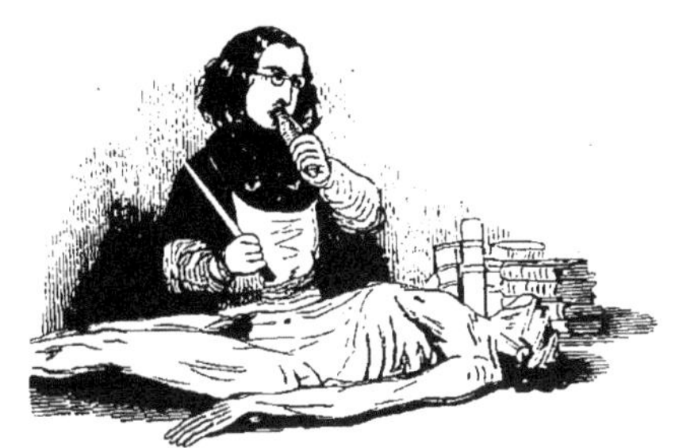

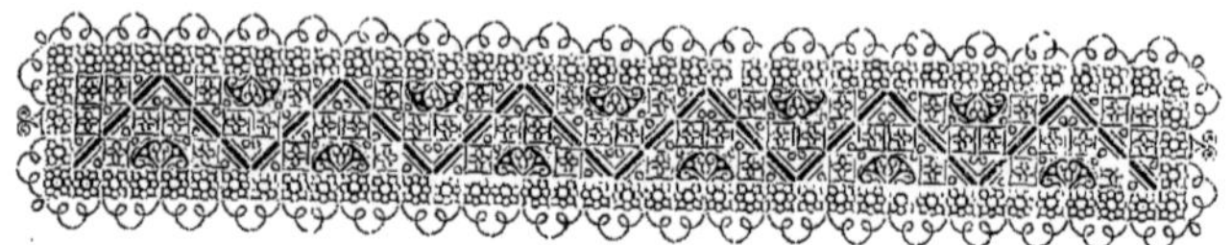

NOTES

DE LA DOUZIÈME SATIRE.

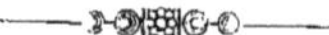

1. Ancien restaurateur de la place Sorbonne.

2. Ancien restaurateur de la rue La Harpe.

3. C'est le successeur de Flicoteaux.

4. Autre restaurateur, qui a reçu des étudiants le nom *d'aquatique* par suite de la grande quantité d'eau pure qu'on y boit.

5. Petit pain de 2 sous.

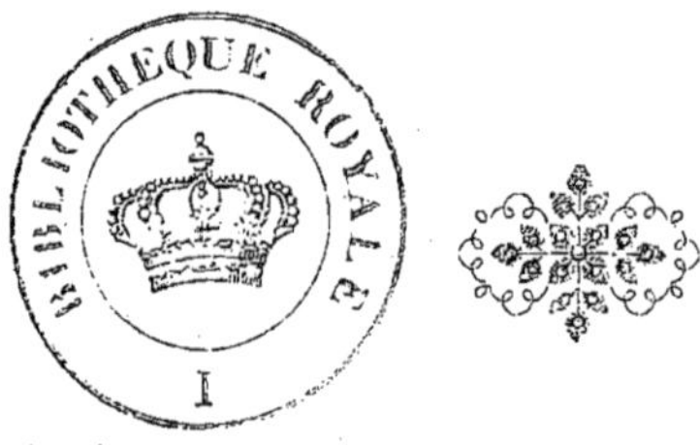
BIBLIOTHEQUE ROYALE
I

TABLE.

TABLE

DU PREMIER VOLUME.

SIXIÈME SATIRE.

SEPTIÈME SATIRE.

HUITIÈME SATIRE.

NEUVIÈME SATIRE.

DIXIÈME SATIRE.

ONZIÈME SATIRE.

DOUZIÈME SATIRE.

FIN DE LA TABLE.

www.ingramcontent.com/pod-product-compliance
Ingram Content Group UK Ltd.
Pitfield, Milton Keynes, MK11 3LW, UK
UKHW020108200726
13856UKWH00002B/437